高等院校数字化课程创新教材

供高职高专医学类相关专业使用

# 医学统计学


主　编　黎逢保

副主编　陈雄新　王翠玲

编　者　（按姓氏汉语拼音排序）

陈雄新　湖南环境生物职业技术学院

贾　芳　河套学院

黎逢保　岳阳职业技术学院

史沁红　重庆医药高等专科学校

王翠玲　泉州医学高等专科学校

魏东红　泉州医学高等专科学校

周　莉　贵阳护理职业学院

左　莉　成都职业技术学院



科　学　出　版　社

北　京

## 内 容 简 介

医学统计学是运用概率论与数理统计的原理及方法，结合医学实际，研究数字资料的搜集、整理分析与推断的一门学科。本书共 9 章，包括绪论、统计表与统计图、统计描述、抽样误差与参数估计、均数的假设检验、方差分析和秩和检验、分类资料的假设检验、相关与回归分析、常用统计工具介绍等内容。通过学习，学生能够把握医学统计学的基本知识、基本理论和基本技能，熟悉统计推断的方法与工作程序，学会运用统计学的思维方法，探索生命科学领域的内部规律，研究提高人群健康状况及卫生事业管理水平等，为今后开展科研实践打下必要的基础。

本书可供高职高专医学类相关专业使用，也可作为基层医疗卫生技术人员继续教育或自学的参考教材。

**图书在版编目（CIP）数据**

医学统计学 / 黎逢保主编. —北京：科学出版社，2018. 1
高等院校数字化课程创新教材
ISBN 978-7-03-054907-5
Ⅰ. 医…　Ⅱ. 黎…　Ⅲ. 医学统计–统计学–高等学校–教材　Ⅳ. R195.1
中国版本图书馆 CIP 数据核字（2017）第 259446 号

责任编辑：张立丽　孙岩岩　/　责任校对：张凤琴
责任印制：赵　博　/　封面设计：张佩战



科学出版社 出版
北京东黄城根北街 16 号
邮政编码: 100717
http://www. sciencep. com
三河市骏杰印刷有限公司印刷
科学出版社发行　各地新华书店经销
*
2018 年 1 月第　一　版　开本：787×1092　1/16
2025 年 8 月第十五次印刷　印张：9 3/4
字数：222 000
**定价：29.80 元**
（如有印装质量问题，我社负责调换）

# 前　　言

党的二十大报告指出："人民健康是民族昌盛和国家强盛的重要标志。把保障人民健康放在优先发展的战略位置，完善人民健康促进政策。"贯彻落实党的二十大决策部署，积极推动健康事业发展，离不开人才队伍建设。党的二十大报告指出："培养造就大批德才兼备的高素质人才，是国家和民族长远发展大计。"教材是教学内容的重要载体，是教学的重要依据、培养人才的重要保障。本次教材编写旨在贯彻党的二十大报告精神和党的教育方针，落实立德树人根本任务，坚持为党育人、为国育才。

医学统计学是处理医学资料中的同质性和变异性的科学和艺术。医学统计学方法已成为医学科学研究的重要前提和手段，本课程作为医学生建立统计分析思维的入门课程，有利于学生在专业学习和临床实践中更好地阅读文献和进行科学研究。

为贯彻《高等职业教育创新发展行动计划（2015—2018 年）》和《教育信息化十年发展规划（2011—2020 年）》的精神，落实教育部最新《高等职业学校专业教学标准（试行）》要求，科学出版社与全国各高等卫生职业院校携手推动教育信息化资源及课程建设，启动了全国高等院校数字化课程规划教材。本书共 9 章，包括绪论、统计表与统计图、统计描述、抽样误差与参数估计、均数的假设检验、方差分析和秩和检验、分类材料的假设检验、相关与回归分析、常用统计工具介绍等内容。本书可供高职高专医学类相关专业使用，也可作为基层医疗卫生技术人员继续教育或自学的参考教材。本书编写过程中，注重科学性、启发性和实用性，同时又结合学习者的学习风格、学习兴趣和学习动机，紧密结合医学专业实践，突出培养学生的评判性思维和创新能力。

本书是作者根据高职高专学生的特点，在分析和总结多年教学资料的基础上进行编写的，不足之处，敬请专家和读者批评指正。

黎逢保
2023 年 7 月

# 目　录

CONTENTS

# 第1章　绪　论

在医学实践中，经常会遇到在相同条件下进行同一次试验或观察同一现象，其结果总是不完全一样，如同性别、同年龄、同民族的健康人，他们的体重却不完全一样，这种现象称为随机现象。随机现象有两个特征：一是条件相同，结果不确定；二是虽然结果不确定，但却有很强的统计规律性。统计学就是探索这种规律性的学科，是研究数据的科学，是通过搜索、整理和分析数据等手段，以达到推断所测对象的本质，甚至预测对象未来的一门综合学科，是认识世界的一个重要手段。

医学统计学是运用概率论与数理统计的原理及方法，结合医学实际，研究数字资料的搜集、整理分析与推断的一门学科。医学统计学研究的对象主要是人体以及与人的健康有关的各种因素。医学统计学方法已成为医学科学研究的重要前提和手段。

**● 案例 1-1**

国家基本公共卫生服务重点项目之一就是建立居民健康档案。小黄是一家社区卫生服务中心的工作人员，现欲为社区居民建立健康档案，了解辖区居民的身高、体重、空腹血糖等基本健康信息。

**问题：**要完成小黄的工作任务，需要学习下面哪些知识？

## 第1节　统计学的基本概念

### 一　个体与变量

1. 个体　也称观察单位或个体，它是统计研究中的最基本单位，是搜集资料的最小单元，它可以是一个人、一个采样点、一只动物、一个器官甚至是一个细胞，也可以是特指的一群人（如一个家庭、一所幼儿园、一个自然村等）。

2. 变量　表示观察单位的某项特征或属性，对每个变量的测得值称为变量值或观察值，通常用英文字母 $x$ 表示。

### 二　总体与样本

1. 总体　根据研究目的确定的同质观察单位的全体，更确切地说是同质的所有观察单位某种变量值的集合，称为总体。例如，研究 2015 年某地 3 岁正常男童的身高，则观察对象是该地 2015 年全体 3 岁正常男童，观察单位是每个男童，变量值或观察值是测得的每位男童的身高值，该地 2015 年所有 3 岁男童的身高值就构成本次研究的总体。这里的总体只包括（确定的时间、空间范围内）有限的观察单位，称为有限总体。有时总体是假想的，如研究贫血患者用某药治疗后的疗效，是没有时间和空间范围限制的，因而观察单位数无限，称为无限总体。

2. 样本　在医学研究中经常会遇到无限总体或有限总体的观察单位数较多的情况。实际上不可能对总体中的每一个观察单位进行研究，只能从总体中随机抽取一部分观察单位进行研究。从总体中随机抽取的有代表性的部分个体称为样本，样本所包含的观察单位数称样本含量。例如，从某地 2015 年 3 岁正常男童中随机抽取 150 名男童，逐个进行身高测量，得到 150 名 3 岁男童的身高测量值，就构成本次研究的样本，其样本含量 $n$ 为 150。

## 三 同质与变异

1. 同质　同一个总体中包含许多个体，它们之间存在许多共性，即为同质。例如，研究 2015 年某地 3 岁正常男童的身高，该总体的同质基础是同一地区、同一年份、同一年龄的正常男童；又如，研究贫血患者用某药治疗后的疗效，该总体的同质基础是同为贫血患者、同用某药治疗。同质是相对的，没有同质性就不能构成一个总体。

2. 变异　由于个体差异存在的绝对性，同一性质的变量值或观察值，其大小可能参差不齐，如测定一组同年龄、同性别儿童的身高，我们会发现每个儿童的身高各不相同。这种个体间差异在统计学上称为变异。变异是绝对的，没有变异就没有统计学。

统计学的任务就是在同质的基础上，对个体变异进行分析研究，揭示由变异所掩盖的同质事物内在的本质和规律。

## 四 参数与统计量

1. 参数　根据分布特征而计算的总体指标，称为参数，常用希腊字母表示，如总体均数（$\mu$）、总体率（$\pi$）、总体相关系数（$\rho$）、总体标准差（$\sigma$）等。

2. 统计量　由总体中随机抽取的样本所计算的样本指标，称为统计量。常用英文字母表示，如样本均数（$\bar{x}$）、样本率（$p$）、样本相关系数（$r$）、样本标准差（$s$）等。

## 五 误差

误差是指测得值与真实值之差，或样本指标（统计量）与总体指标（参数）之差。误差主要有下列三种：

1. 系统误差　是由某种固定因素所造成的使测定结果呈倾向性地偏大或偏小，称为系统误差。产生系统误差的原因有方法上、操作上、试剂上、主观因素等多方面，如仪器不准、标准试剂未校正、医生掌握疗效的标准偏高或偏低等。其误差特点是单向性，找到原因可消除。

2. 随机测量误差　由于一些暂时无法控制的偶然因素造成对同一对象多次测定结果的不完全一致，称为随机测量误差。如测量同一个体的身高，在不同的时间、不同的地点，或使用不同的工具，或不同的测量者进行测定，其测量结果是不尽相同的。统计学处理时，常将多次测定结果取平均值。

3. 抽样误差 抽样研究中，由于个体差异造成的样本指标与总体指标之间的差异称为抽样误差。如随机抽取 2015 年某地 150 名 3 岁正常男童，测量其身高值并计算其平均值为 $\bar{x}$（样本均数），由于个体差异的存在，一般不会恰好等于该地全体 3 岁正常男童的身高平均值 $\mu$（总体均数），这种因为个体差异造成的，由抽样所致的 $|\mu-\bar{x}|$ 为抽样误差。

随机测量误差与抽样误差都称为偶然误差或随机误差，其特点是双向性、随机出现，有统计规律（如正态分布规律），一般误差较小，不可消除，但可控制在一定范围。必要时可作统计处理，如对同一样本多次测定后取平均值，抽样时作分层处理后按比例随机抽样等。

### 六 概率

在一定条件下可能出现也可能不出现的现象，称为随机事件。例如，患者对药物的反应，可能有效，也可能无效；新生儿可能是男婴，也可能是女婴；投掷硬币后可能是正面朝上，也可能是背面朝上等，都是随机事件。概率是描述随机事件发生可能性大小的度量值，用符号 $P$ 表示。概率的取值范围为 0～1，即 $0 \leqslant P \leqslant 1$，常用小数或百分数表示。$P$ 越接近 0，表示某事件发生的可能性越小；$P$ 越接近 1，表示某事件发生的可能性越大。在一定条件下必然出现的现象称为必然事件，其概率为 1。在一定条件必然不出现的现象称为不可能事件，其概率为 0。这两类事件具有特定性，不是随机事件，但可视为随机事件的特例。统计分析中的许多结论都是基于一定可信度下的概率推断，习惯上将 $P \leqslant 0.05$ 或 $P \leqslant 0.01$ 称为小概率事件，表示在一次实验或观察中该事件发生的可能性很小，可视为不会发生，这就是小概率事件原理，是统计推断的理论依据之一。

## 第 2 节 统计资料的分类

### 一 数值变量资料

数值变量资料通常是使用仪器或某种尺度进行测定或衡量所取得的数据。主要是用来说明事物数字特征的一个名称，表现为数值大小，一般有度量衡单位，如身高（cm）、体重（kg）、血压（kPa）、脉搏（次/分）等，又称为计量资料、定量变量资料等。

### 二 分类变量资料

分类变量资料是说明事物类别的一个名称，按属性归类，其变量值是离散的、定性的，表现为互不相容，一般无度量衡单位，又称计数资料、定性资料等，可分为无序分类资料和有序分类资料。

1. 无序分类资料 又可以分为二项分类数据和多项分类数据。

（1）二项分类数据：将观察结果按两种属性分类，如性别（男/女）、皮试反应（阳性/阴性）、治疗效果（有效/无效）等。

（2）多项分类数据：将观察结果分为互不相容的多类，如血型、职业、民族、疾病预后等。

2. 有序分类资料 又称等级资料，表现为变量的不同取值间有大小、强弱、优劣等程度之别，给人以“半定量”的概念。如尿蛋白检查结果分类，可以有−、±、+、++；疗效分类可以分为痊愈、显效、有效、无效。

表 1-1 显示的是常见医学数据的定义、记录及其统计术语。

表 1-1　常见医学数据的定义、记录及其统计术语

| 编号 | 数据定义 | | | 数据记录 | | | 统计术语 |
|---|---|---|---|---|---|---|---|
| | 性别 | 体重（kg） | 血清反应 | $x$ | $y$ | $z$ | ←变量（名） |
| 01 | 男 = 1 | 55 | −=0 | 1 | 55 | 0 | |
| 02 | 女 = 0 | 50 | +=1 | 0 | 50 | 1 | |
| 03 | 女 = 0 | 60 | ++=2 | 0 | 60 | 2 | ←变量值 |
| 04 | 男 = 1 | 65 | +++=3 | 1 | 65 | 3 | |
| … | … | … | … | … | … | … | |
| | | | | 定性变量 | 定量变量 | 等级变量 | ←变量类别 |

## 三 统计资料互换

根据分析需要，各类变量之间可以相互转化，如以人为观察单位观察某人群成年男子的血红蛋白量（g/L），属数值变量；若按血红蛋白正常与异常分两类，可按二项分类变量处理；若按血红蛋白量的多少分为五个等级：重度贫血、中度贫血、轻度贫血、正常、血红蛋有增加，可按等级资料处理。有时亦可将分类变量数量化，如将有序分类的疗效转化为评分，分别用 0、1、2、3 等表示，可按数值变量处理。因此，统计分析时应根据资料的不同类型选择不同的统计分析方法。

# 第 3 节　统计工作的基本步骤

医学统计是对医学实践中观察到的原始数据资料进行加工、解释并作出科学判断的全过程。这个过程包括四个基本步骤。

## 一 统计设计

统计设计是根据研究目的，从统计学角度对搜集资料、整理资料和分析资料提出周密的计划和要求，作为统计全过程实施的依据，以便能用尽可能少的人力、物力和时间获得准确可靠的结论。统计设计分为调查设计和实验设计。后者又可分为实验研究和临床试验两类。实验设计必须遵循“随机、重复、对照”三大原则。设计之前，先要对研究的问题有较多的了解，需要广泛查阅文献，需要与专家共同协作，需弄清什么是研究目的和假说，什么是观察对象和观察单位，需要搜集哪些原始资料，用什么方式和方法取得这些原始资料，怎样对取得的资料作进一步的整理汇总和计算统计指标，如何控制误差，预期会得到什么结果，需要多少经费，时间和人员的分工，等等。凡此种种，都要结合实际、周密考虑、妥善安排，设计是后续步骤的依据，是最关键的一环。

## 二 搜集资料

搜集资料即按设计的要求获取完整、准确、可靠资料的过程。其特点是要求搜集资料要完

整、准确、及时，这是统计分析准确可靠的基础。完整是指搜集资料的项目不能遗漏；准确是指观察、测量准确，记录、计算无误，数据真实可靠；即使是指经常性资料的搜集也应按规定时间完成，一时性资料的搜集者对数据的记录应在观察、测量的同时完成，不得以“回忆”方式记录数据。资料的来源主要有经常性资料与一时性资料两种，经常性资料包括从日常医疗卫生工作原始记录（如病历）、专门报告卡（如出生、死亡报告卡）、统计报表（如疫情月报表、年报表）等中搜集到的资料；一时性资料是指由专门组织的现场调查或实验研究中收集的资料。搜集资料是统计分析的前提和基础。

## 三 整理资料

整理资料即把搜集到的资料进行适当的分组，把性质相同的资料归纳到一起，用表格或图形的方式展示出来，以反映研究对象的规律性。任务是净化原始数据，使其系统化、条理化，便于进一步计算指标和分析。整理资料的过程中要核对原始资料的准确性、完整性和可靠性，是需要耐心从事的基础工作，特别是数据较多时必须反复检查与核对，一定要在修正错误、去伪存真后再开始按分析要求和分组汇总资料。汇总可采用计算机汇总和手工汇总两种形式。

## 四 分析资料

分析资料又称统计分析，即通过计算有关指标来反映数据的综合特征（亦称综合指标），阐明事物内在联系和规律。统计分析包括：①统计描述，指用统计指标、统计表、统计图等方法对资料的数量特征及其分布规律进行测定和描述，不涉及由样本推论总体的问题；②统计推断，指如何在一定的可信度下由样本信息推断总体特征，包括如何由样本统计指标（统计量）来推断总体相应指标（参数），称参数估计；如何由样本差异来推断总体之间是否可能存在差异，称假设检验。医学统计工作基本步骤见图 1-1。

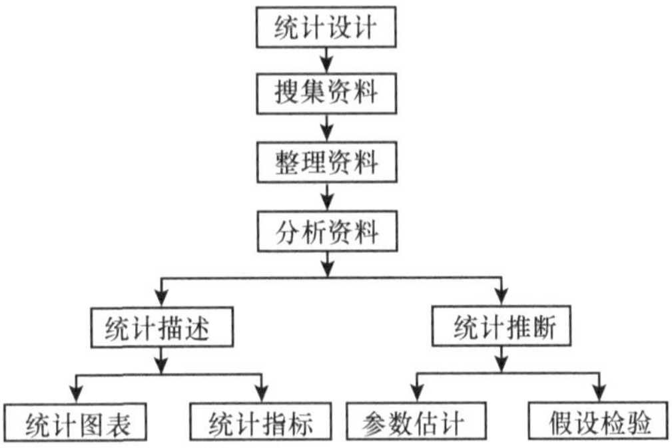

图 1-1　医学统计工作基本步骤示意图

**案例 1-1 解析**　在小黄需要完成的任务中，首先以辖区内居民为观察单位，确定该辖区内所有居民为总体，从每个居民点抽取部分居民为样本，按照统计工作的步骤要求操作，分性别进行身高、体重、空腹血糖等数据的测量。其他任务在第 2 章学习完成。

# 第 4 节　如何学好医学统计学

医学统计学是医学专业学生今后从事医学相关工作的一门重要工具，为解决工作实际问题打下必要的统计学基础。学习医学统计学的目的：运用统计学的思维方法，探索生命科学领域的内部规律，研究提高人群健康状况及卫生事业管理水平等，促进医学和卫生管理的科技进步，提高医务工作者的科研能力和工作能力。

在学习本课程时，应该注意：

1. 掌握医学统计学的基本概念、基本原理、基本知识和基本方法。注意结合专业、联系实际，重点学习应用技能。

2. 培养科学严谨、实事求是的工作态度。重视医学数据的完整性、准确性、及时性和真实性，不能伪造或篡改。

3. 树立统计学思维。变异是客观存在的，抽样误差是不可避免的，统计学就是从现象探讨本质的行为，依据概率作出统计结论的过程。

（黎逢保）

## 目标检测

### 单项选择题

**$A_1/A_2$ 型题**

1. 下列资料中，属于定量资料的是（　　）
   A. 性别　B. 体重　C. 血型
   D. 职业　E. 民族
2. 某研究进行随机抽样，测量得到该市 120 名健康成年男子的血红蛋白数，则本研究总体为（　　）
   A. 所有成年男子
   B. 该市所有成年男子
   C. 该市所有健康成年男子
   D. 该市 120 名成年男子
   E. 该市 120 名健康成年男子
3. 下列属于小概率事件的为（　　）
   A. $P$=0.09　B. $P$=0.10　C. $P$=0.15
   D. $P$=0.03　E. 以上都不是
4. 参数是指（　　）
   A. 参与个体数　B. 研究个体数
   C. 总体的统计指标　D. 样本的总和
   E. 样本的统计指标
5. 统计工作的基本步骤是（　　）
   A. 设计、调查、审核、整理资料
   B. 收集、审核、整理、分析资料
   C. 设计、搜集、整理、分析资料
   D. 调查、审核、整理、分析资料
   E. 以上都不对

**$A_3/A_4$ 型题**

（6～8 题共用题干）

2015 年某市调查了留住该市 1 年以上，无明显肝、肾疾病，无汞作业接触史的 238 名居民的发汞含量。

6. 此研究的总体是（　　）
   A. 该市所有居民
   B. 留住该市 1 年以上的所有居民
   C. 该市所有健康居民
   D. 上述 238 名居民
   E. 留住该市 1 年以上，无明显肝、肾疾病，无汞作业接触史的所有居民
7. 此研究的样本是（　　）
   A. 该市所有居民
   B. 留住该市 1 年以上的居民
   C. 该市所有健康居民
   D. 上述 238 名居民
   E. 留住该市 1 年以上，无明显肝、肾疾病，无汞作业接触史的所有居民
8. 此资料属于（　　）
   A. 定量资料　B. 定性资料
   C. 等级资料　D. 无序分类资料
   E. 以上都不是

# 第2章 统计表与统计图

**● 案例 2-1**

调查某地 1964～1968 年某病患者的病死情况，收集这五年某病的病例数及住院期和急性期死亡例数的有关资料，经计算后得到 1964～1968 年住院期病死率分别为 45.9%、39.5%、45.7%、40.0%、32.7%，急性期病死率分别为 43.2%、37.2%、42.8%、40.0%、32.7%。

**问题**：如何更形象、直观地反映上述资料的数据、结果？

医学科学研究的结果，通常用统计表和统计图进行表达，可代替冗长的文字叙述，又可使数据条理化、系统化，便于理解、分析和比较。Excel 、Word 等软件具有强大的图表制作功能，可使统计表和统计图的绘制更加简单，同时也提高了利用率。

## 第1节 统 计 表

统计表按它在统计工作中的作用分为调查表、整理表和分析表。本节重点介绍分析表的结构、要求和种类。分析表是将统计分析的事物及其指标用表格的形式列出，用以表达被研究对象的特征、内部构成及研究项目之间的数量关系。因此，分析表制作合理与否，对统计分析质量有重要影响。

### 一 统计表的基本结构

统计表通常由标题、标目、线条、数字 4 部分组成。如下所示：

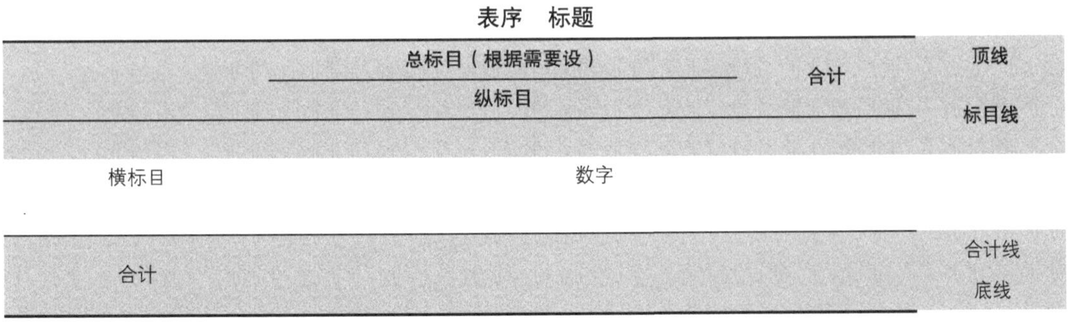

## 二 统计表的编制原则

1. 重点突出，简单明了　即一张表只能包括一个中心内容，使人一目了然，不可包罗万象。若将多项内容放于一张表中，会有混乱的感觉，起不到直观的作用。

2. 主谓分明，层次清楚　主语和谓语的位置不要错乱，标目的排放和分组要层次清楚，符合专业逻辑。

## 三 统计表的编制要求

### （一）标题

标题要能概括地说明表的时间、地点和内容，位于表上方的中央位置；标题字数最好不超过一行，两端空隙对称。有两个以上的统计表时，应在标题的左侧加表序，如表 1、表 2 等。

### （二）标目

标目分为横标目和纵标目，分别说明表格每行和每列数字的意义。

1. 横标目　位于表的左侧，相当于主语，一般用来表示表中被研究的对象或事物的主要标志，向右说明各横行数字的意义，横标目的总标目位于表的左上角。

2. 纵标目　位于表头上部，相当于谓语，一般是用来说明横标目的各种统计指标，向下说明各纵栏数字的意义，纵标目的总标目在需要时才设，文字简明，应注明单位。

横标目和纵标目连贯起来能读成一句完整而通顺的话。标目文字应简明，必要时注明单位。标目的排列应有一定的次序，如时间按先后顺序，数字由小到大排列，事物按重要性或一般习惯用法排列等，便于分析对比。

### （三）线条

线条力求简洁，不要竖线，横线通常采用“三线制”或“四线制”，上面的顶线条和下面的底线条较粗，其余的线条均可省去。

### （四）数字

表内的数字是统计表的基本语言，相当于宾语，必须准确无误。表内数字一律用阿拉伯数字表示，同一指标的小数位数要一致，上下位次要对齐，表内不留空格，数字暂缺或未记录可用“…”表示，无数字可用“—”表示，若数字是“0”则必须填写“0”。

### （五）备注

备注（说明）一般不列入表内，如果表内有需要备注说明时，可用“*”表示，在表下方以注释的形式说明。

## 四 统计表的种类

统计表按分组标志多少可分为简单表与组合表。

简单表是只按一个标志分组，由一个主语和一个宾语组成，见表 2-1。

表 2-1 某地某年不同年龄组男性老年人口的死亡率和死亡百分比

| 年龄组（岁） | 死亡率（‰） | 死亡百分比（%） |
|---|---|---|
| 60～ | 22.97 | 17.34 |
| 65～ | 29.46 | 18.65 |
| 70～ | 62.91 | 19.55 |
| 75～ | 177.05 | 20.28 |
| 80～ | 373.17 | 24.18 |
| 合计 | 65.85 | 100.00 |

复合表或组合表是指主语分成两个或两个以上的标志（即纵标目需要附加总标目），并和宾语结合起来分组，见表 2-2。

表 2-2 1964～1968 年某病患者的病死率

| 年份 | 病例数 | 死亡例数 | | 病死率（%） | |
|---|---|---|---|---|---|
| | | 住院期 | 急性期 | 住院期 | 急性期 |
| 1964 | 37 | 17 | 16 | 45.7 | 43.2 |
| 1965 | 43 | 17 | 16 | 39.5 | 37.2 |
| 1966 | 35 | 16 | 15 | 45.7 | 42.8 |
| 1967 | 45 | 18 | 18 | 40.0 | 40.0 |
| 1968 | 52 | 17 | 17 | 32.7 | 32.7 |
| 合计 | 212 | 85 | 82 | 40.1 | 38.7 |

## 五 统计表常见错误分析

实际工作中，有的统计表由于未遵守上述原则和要求，未能起到应有的作用。常见的错误可归纳为以下几点：内容庞杂，一张统计表包含若干内容，不能突出主要说明的问题；无标题或标题不确切、不精练，标题过于简单，不能完整表达表的内容，或标题冗长；标目分组不清，主要为组间界限不清，互相包含；标目安排不恰当，尤其是组合表，制表前一定要明确制表的目的和标目之间的关系，必要时可以互换主语和谓语的位置；数字不准确和不规范，同一指标的小数位数不等，数字位次不能对齐；线条太多，出现纵线和斜线是统计表中最常见的问题之一。

**【例 2-1】** 表 2-3 欲表明某地居民饮用水源与肠道传染病的患病关系情况，指出该表的不足之处并加以修正。

表 2-3 水源与肠道疾病

| 患病 | 塘水 | | 井水 | | 合计 | |
|---|---|---|---|---|---|---|
| | 患病人数 | 患病率 | 患病人数 | 患病率 | 患病人数 | 患病率 |
| 结果 | 50 | 20% | 15 | 5% | 65 | 11.8% |
| 调查人数 | 250 | | 300 | | 550 | |

表 2-3 的缺点：①标题太简单，不能说明统计表的内容，不知是何时何地的情况；②主、谓语位置颠倒，符号“%”应写在“患病率”的后面，并用括号括上；③线条太多，不应有竖条和不必要的横线。修正表见表 2-4。

表 2-4　某年某地某村居民饮用水源与肠道传染病的患病率

| 水源 | 调查人数 | 患病人数 | 患病率（%） |
|---|---|---|---|
| 塘水 | 250 | 50 | 20.0 |
| 井水 | 300 | 15 | 5.0 |
| 合计 | 550 | 65 | 11.8 |

**案例 2-1 解析**

结果见表 2-2。

# 第2节　统　计　图

统计图是利用线段的升降、直条的长短、点的位置、面积的大小或颜色的不同，将被研究事物之间的数量关系形象化地表达出来，使人一目了然。它使统计资料更形象、更易懂，可直观地反映出事物间的数量关系。统计图对事物现象间数量的表达较粗略，在使用时往往需配合相应的统计表。统计图的种类很多，医学研究工作中的统计图有直条图、构成图、普通线图、半对数线图、直方图、散点图和统计地图等。

## 一　统计图的基本构成

统计图主要由标题、标目、刻度和图例等构成。统计图的标题与统计表相似，高度概括统计图的主要内容；标目分为纵标目和横标目，分别表示纵轴和横轴的意义；刻度指在纵轴和横轴上的坐标；当统计图用不同线条和颜色表达不同事物和对象的统计量时，通常需要附图例加以说明。

## 二　绘制统计图的基本要求

1. 根据资料的性质和分析目的，选择适当的统计图。

2. 标题应简明扼要地说明统计图资料的时间、地点和主要内容，一般置于图的下方正中，序号放在标题前面。

3. 坐标图　纵横两轴线的长度比例以取 5∶7 为宜，纵轴尺度一般从“0”开始。

（1）纵轴尺度自下而上，数值由小到大，等距标明，一般为强度指标。

（2）横轴尺度自左向右，数值由小到大，等距标明，一般为时间或独立单位。

4. 不同线条或颜色表示不同事物现象时，应附图例说明。图例可放在图的右上角空隙处或下方中间位置。

## 三　常用的统计图

常用的统计图有直条图、构成图、线图、直方图和散点图等。

### （一）直条图

直条图适用于资料内容彼此相互独立没有连续性的现象间相同指标的比较。这种图是用等宽直条的长短来表达指标数值的大小，给人以比“高矮”的印象，如不同疾病的发病率、寄生虫感染情况等。直条图有单式直条图、复式直条图两种。

直条图的绘制要点：一般以横轴为基线，表示各个类别，纵轴表示其数值，纵轴尺度必须从0开始，各直条间宽度应相等，间隔一般与直条等宽或为其一半；直条排列应按习惯或长短排列；复式直条图和单式直条图不同的是以组为单位，一个组包括两个或两个以上直条，同一组内的直条间不留间隙，直条所表示的类别应用图例说明。

**【例2-2】** 将表2-5某地1975年五种疾病的死亡率用直条图来表示，见图2-1。

**表2-5 某地1975年和1995年五种疾病的死亡人数和死亡率**

| 病种 | 1975年 | | 1995年 | |
|---|---|---|---|---|
| | 死亡人数 | 死亡率（1/10万） | 死亡人数 | 死亡率（1/10万） |
| 急性传染病 | 68 | 56.8 | 26 | 17.6 |
| 慢性传染病 | 28 | 23.6 | 28 | 18.9 |
| 脑血管病 | 47 | 39.6 | 146 | 98.7 |
| 心血管病 | 35 | 28.9 | 85 | 57.2 |
| 恶性肿瘤 | 47 | 39.6 | 147 | 99.7 |

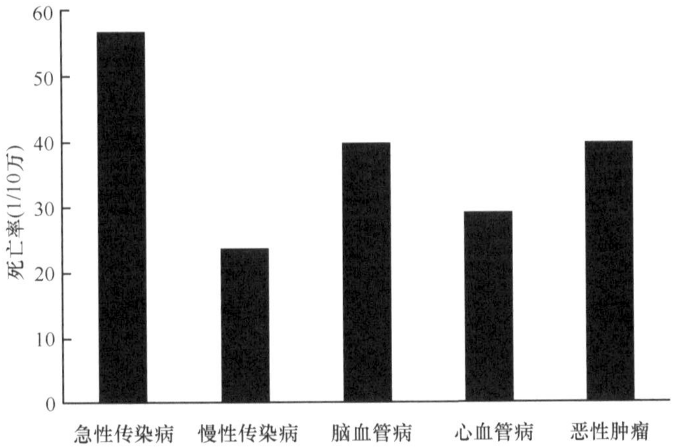


图2-1 某地1975年五种疾病的死亡率

**【例2-3】** 用表2-5的资料绘制直条图，见图2-2。

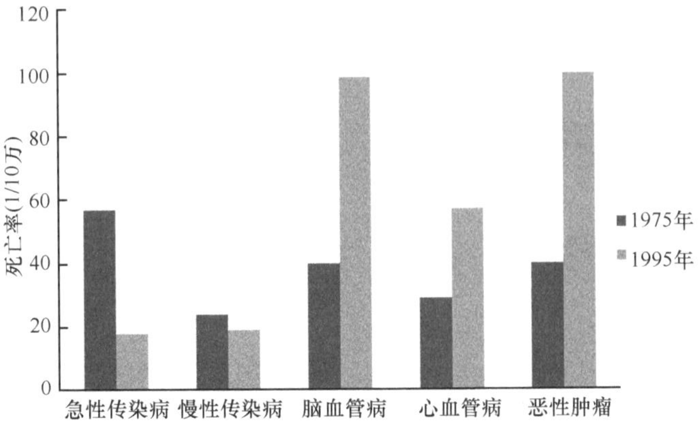


图2-2 某地1975年和1995年五种疾病死亡率

（二）构成图

构成图适用于表示某一事物内部各组成部分构成比情况的资料，给人以“看面积” 的印象，分为圆形构成图和直条构成图。

1. 圆图　圆图是以圆面积为 100%，以圆的扇形面积代表各部分所占的百分比，用来表示某事物内部各组成部分的构成比。

圆图的绘制要点：将圆周角 100 等分，每等份相当于 3.6° ，以统计资料中各构成的百分比乘以 3.6° 即得各构成扇面的角度；各扇面按顺时针方向排列，一般以相当于时针 12 点、3 点或 9 点的位置作为起点，用量角器测定各部分位置，根据测定位置在圆心与圆周处连接一直线，所得的扇形面积即代表某一构成部分；圆中各部分用线分开并注明简要文字及百分比，或用图例说明。

**【例 2-4】**　用表 2-6 的资料绘制圆图，见图 2-3。

**表 2-6　某年某医院用中药治疗慢性气管炎的疗效**

| 疗效 | 病例数 | 百分比（%） |
|---|---|---|
| 控制 | 37 | 20.3 |
| 显效 | 71 | 39.0 |
| 好转 | 60 | 33.0 |
| 无效 | 14 | 7.7 |
| 合计 | 182 | 100.0 |

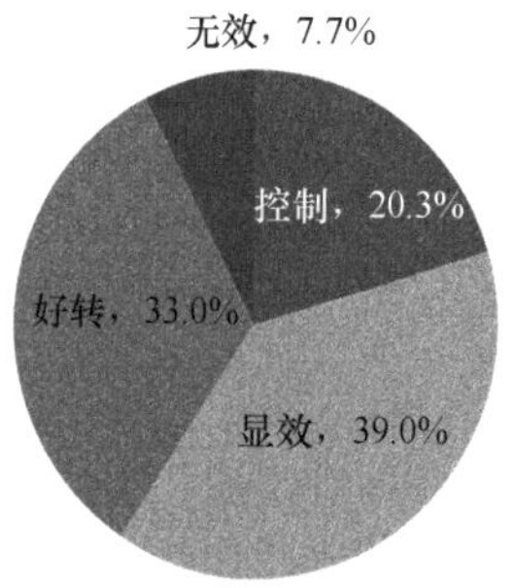


图 2-3　某年某医院用中药治疗慢性气管炎的疗效

2. 百分比条图　直条构成图即百分比条图，是以某一矩形总长度表示事物的全部，将其分割成不同长度的段表示各构成的比重，适合描述分类变量的各类别所占的构成比，见图 2-4。

百分比条图的绘制要点：是以矩形总长度（$L$）为 100%，将长度（$L$）乘以各类别的构成比得到各构成的长度，按类别的自然顺序由左往右依次排列，直条各部分用线分开并注明简要文字及百分比，或用图例说明。如有两种或两种以上性质相同的资料，在同一标尺上可绘制两个或两个以上直条以利于比较。

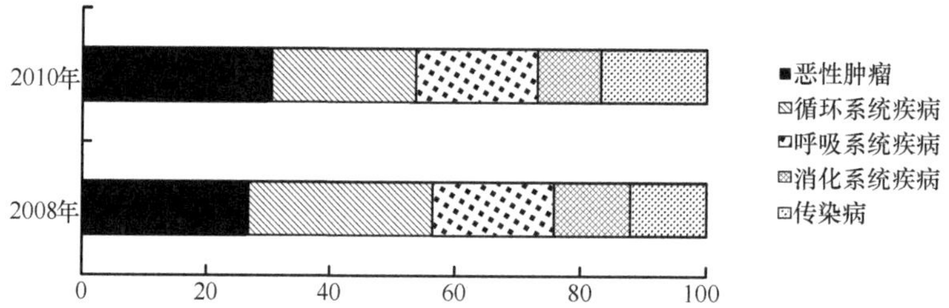


图 2-4　某医院 2008 年和 2010 年住院患者 5 种疾病构成比（%）

### （三）线图

线图适用于连续性变量资料，是用线段的上升和下降来表示某事物因时间或条件而变化的趋势，或某现象随另一现象变迁的情况。通常横轴是时间或其他连续性变量，纵轴是统计量。如果横轴和纵轴都是算术尺度，称为普通线图；横轴是算术尺度，纵轴是对数尺度，称为半对数线图。

普通线图的绘制要点：横轴表示某一连续变量（如时间或年龄），纵轴表示某种率或频数；可依时间先后及率的大小确定各点的位置，然后用线段依次连接各点，不能任意改为光滑曲线；普通线图纵轴一般以 0 点作为起点，否则需作特殊标记或说明，不同指标或组别可以用不同的线段如实线、虚线等表示，并加以图例说明。

**【例 2-5】** 试对表 2-7 资料绘制线图，见图 2-5。

表 2-7　某市居民 1970～1990 年伤寒和结核病死亡率（1/10 万）

| 年份 | 伤寒死亡率 | 结核病死亡率 |
|---|---|---|
| 1970 | 22.3 | 154.5 |
| 1974 | 13.4 | 137.1 |
| 1978 | 14.0 | 122.0 |
| 1982 | 7.2 | 107.2 |
| 1984 | 5.0 | 77.7 |
| 1986 | 2.8 | 51.3 |
| 1988 | 1.6 | 39.2 |
| 1990 | 0.9 | 26.0 |

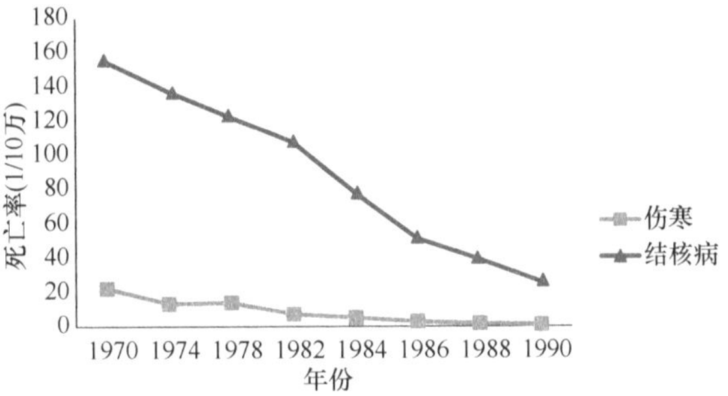


图 2-5　某市居民 1970～1990 年伤寒和结核病死亡率

### （四）直方图

直方图又称频数分布图，是以各矩形的面积表示各组段的频数，各矩形面积的总和为总频数，适用于表示连续性变量资料的频数分布。

直方图的绘制要点：横轴尺度表示变量，纵轴表示频数或频率，纵轴尺度必须从 0 开始；各直方间不留空隙，可用直线分隔或仅连接相邻两条直线顶端，但左右两端必须有垂线至横轴，使直方图成为密闭的图形；当组距相等时，矩形的高与频数成正比，故可直接按纵轴尺度绘出相应的矩形面积；当组段不等时，矩形的高度与频数不成正比，要折合成等距后再绘图。

**【例 2-6】** 用表 2-8 的资料绘制直方图，见图 2-6。

表 2-8　某地 126 名健康成年男性红细胞数（$\times 10^{12}/L$）的频数分布

| 组段（$\times 10^{12}/L$） | 频数 | 累计频数 |
|---|---|---|
| 3.80～ | 3 | 3 |
| 4.00～ | 7 | 10 |
| 4.20～ | 12 | 22 |
| 4.40～ | 17 | 39 |
| 4.60～ | 19 | 58 |
| 4.80～ | 26 | 84 |
| 5.00～ | 18 | 102 |
| 5.20～ | 13 | 115 |
| 5.40～ | 6 | 121 |
| 5.60～ | 4 | 125 |
| 5.80～6.00 | 1 | 126 |
| 合计 | 126 | |

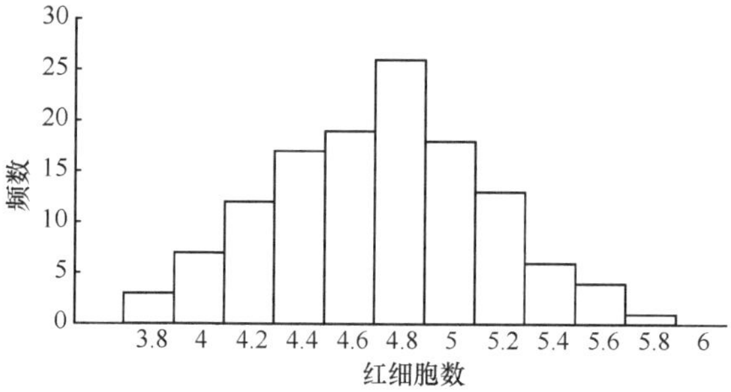


图 2-6　某地 126 名健康成年男性红细胞数（$\times 10^{12}/L$）分布的直方图

（五）散点图

散点图是用点的密集程度和变化趋势来表示两种现象间的相关关系。适用于双变量资料，均具有连续性变化的特征。绘制散点图时，通常横轴代表自变量，纵轴代表因变量。散点图与线图不同的是：对于横轴上的每个值，纵轴上可以有多个点与其相对应，且点与点之间不能用直线连接。

**【例 2-7】**　用表 2-9 资料绘制散点图，见图 2-7。

表 2-9　10 名二年级男大学生的身高与前臂长（cm）

| 编号 | 身高 | 前臂长 |
|---|---|---|
| 1 | 175 | 47 |
| 2 | 173 | 45 |
| 3 | 168 | 46 |
| 4 | 169 | 47 |
| 5 | 179 | 48 |
| 6 | 188 | 50 |
| 7 | 178 | 47 |
| 8 | 183 | 46 |
| 9 | 180 | 49 |
| 10 | 165 | 43 |

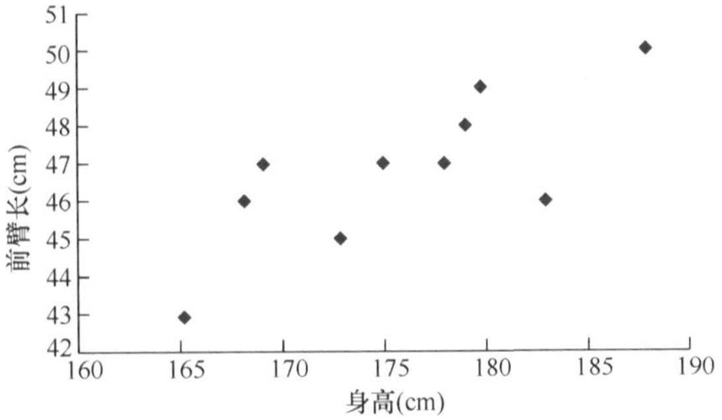


图 2-7　10 名二年级男大学生的身高与前臂长散点图

（史沁红　黎逢保）

## 目标检测

### 一、单项选择题

**$A_1$型题**

1. 直条图适用于如下哪一种资料（　　）

   A. 连续性　　B. 不连续、间断性

   C. 事物发展速度　　D. 连续变量的频数

2. 比较某地 2013 年和 2014 年 5 种传染病的发病率，应选择（　　）

   A. 线图　　B. 直方图

   C. 构成比条图　　D. 复式直条图

3. 描述某省 7 岁女孩的身高与体重之间的关系，宜绘制（　　）

   A. 普通线图　　B. 直方图

   C. 散点图　　D. 构成比条图

4. 描述 2005～2014 年某地男女结核病死亡率（1/10 万）情况，宜绘制（　　）

   A. 线图　　B. 直方图

   C. 散点图　　D. 直条图

5. 在绘制有纵横轴的统计图时，纵横轴的比例一般以________为宜。

   A. 1∶3　　B. 3∶5

   C. 5∶7　　D. 7∶9

### 二、多项选择题

在每小题列出的五个备选项中至少有两个是符合题目要求的，请将其代码填写在题后的括号内。

6. 在编制统计表时，下列做法正确的有（　　）

   A. 统计表都应有标题，位于表上方的中央位置

   B. 统计表的横标目位于表的右侧、纵标目位于左侧

   C. 在设计标目时，应遵循的原则是必须符合逻辑、主谓分明

   D. 统计表的线条只应出现顶线、底线和隔线 3 条线，竖线与斜线一概省去

   E. 统计表表内的数字要求一律用阿拉伯数字

7. 在绘制有纵横轴的统计图时，横轴尺度必须从 0 开始的有（　　）

   A. 直条图　　B. 直方图

   C. 普通线图　　D. 构成图

   E. 散点图

8. 在绘制统计图表时，下列说法正确的有（　　）

   A. 两者均有标题，其包括的主要内容、所放的位置基本一致

   B. 两者的标目均分为纵标目和横标目，但所表达的意义不同

   C. 直条图用于离散型资料，直方图、线图和散点图用于连续型资料

   D. 直条图和直方图是用直条的高低来反映数量大小的

   E. 统计图比统计表能更加生动形象地表达数据和结果，更直观地反映出事物间的数量关系，更易于理解、分析和比较

## 三、简答题

1. 试述统计表的基本结构和相应的编制要求。
2. 简述绘制统计图的基本要求。

## 四、综合分析题

某医师 1980 年对某两省五种恶性肿瘤（肝癌、胃癌、肺癌、食管癌和鼻咽癌）的死亡率进行调查，甲省的死亡率（1/10 万）分别为 17.0、7.5、5.0、11.5、8.9；乙省的死亡率（1/10 万）分别为 9.6、15.2、7.1、6.5、10.2。据此资料绘制统计表并画出相应的统计图。

# 第3章 统计描述

统计描述是统计分析的第一步，通过对原始数据的组织、整理、归纳，选择合适的描述指标、简明的统计图表，正确地揭示研究事物的数据特征及分布规律，以更好地认识事物之间的相互关系，其中全面、定量的刻画，需要通过数据分布不同侧面的统计指标来描述。

**案例 3-1**

小黄在为所在社区居民建立健康档案的同时，于近日完成了辖区 256 名常住居民健康相关数据的收集，部分内容如下。

| 姓名 | 性别 | 年龄（岁） | 身高（cm） | 体重（kg） | 血压（mmHg） | 空腹血糖（mmol/L） | 吸烟 |
|---|---|---|---|---|---|---|---|
| 王× | 男 | 32 | 170 | 67 | 125/83 | 4.9 | 是 |
| 张× | 女 | 28 | 159 | 52 | 116/78 | 4.6 | 否 |
| 李× | 女 | 48 | 155 | 65 | 135/78 | 5.3 | 否 |
| … | … | … | … | … | … | … | … |
| 黄× | 男 | 52 | 173 | 70 | 145/83 | 4.5 | 是 |
| 王× | 女 | 19 | 163 | 60 | 110/70 | 4.3 | 否 |

**问题：**小黄该如何描述上述资料？

## 第1节 频数表和频数图

所谓频数（frequency）是指研究事物按某种属性或特征进行分组，各组观察值出现的个数。频数分布是各组观察个数的分布情况，是了解数据分布特征与规律的基础，便于数据资料的进一步分析，频数表和频数图是其常用工具之一。

### 一 频数分布表

频数分布表，简称频数表，是将资料按数值大小或属性不同分为若干组段或组别，数据整理归纳于对应组段或组别，汇总各组观察频数所形成的表格，如表 3-1 所示。该表是由案例 3-1 中 256 名常住居民的空腹血糖值（单位：mmol/L，数据已从大到小排列，如下所示）整理所得，这 256 名居民的空腹血糖值是如何编制成频数表的呢？

表 3-1　某社区 256 名常住居民空腹血糖原始值（mmol/L）

| | | | | | | | | | | | | | |
|---|---|---|---|---|---|---|---|---|---|---|---|---|---|
| 6.57 | 6.55 | 6.54 | 6.51 | 6.48 | 6.45 | 6.44 | 6.42 | 6.36 | 6.33 | 6.27 | 6.26 | 6.22 | 6.20 |
| 6.19 | 6.19 | 6.16 | 6.13 | 6.10 | 6.09 | 6.08 | 6.05 | 6.04 | 6.03 | 6.03 | 6.02 | 6.01 | 6.00 |
| 6.00 | 6.00 | 5.99 | 5.95 | 5.93 | 5.93 | 5.90 | 5.90 | 5.89 | 5.89 | 5.85 | 5.84 | 5.83 | 5.83 |
| 5.80 | 5.80 | 5.80 | 5.80 | 5.78 | 5.77 | 5.77 | 5.75 | 5.74 | 5.73 | 5.73 | 5.72 | 5.71 | 5.70 |
| 5.70 | 5.69 | 5.69 | 5.68 | 5.67 | 5.66 | 5.65 | 5.65 | 5.64 | 5.64 | 5.63 | 5.63 | 5.63 | 5.62 |
| 5.60 | 5.60 | 5.59 | 5.57 | 5.55 | 5.54 | 5.54 | 5.52 | 5.51 | 5.50 | 5.50 | 5.49 | 5.49 | 5.46 |
| 5.44 | 5.43 | 5.41 | 5.40 | 5.40 | 5.40 | 5.40 | 5.38 | 5.38 | 5.37 | 5.36 | 5.35 | 5.35 | 5.34 |
| 5.33 | 5.33 | 5.31 | 5.30 | 5.30 | 5.30 | 5.29 | 5.29 | 5.28 | 5.28 | 5.27 | 5.26 | 5.24 | 5.23 |
| 5.22 | 5.22 | 5.21 | 5.20 | 5.20 | 5.19 | 5.19 | 5.18 | 5.18 | 5.17 | 5.16 | 5.15 | 5.13 | 5.13 |
| 5.11 | 5.11 | 5.10 | 5.10 | 5.10 | 5.09 | 5.08 | 5.08 | 5.07 | 5.07 | 5.06 | 5.05 | 5.04 | 5.01 |
| 5.00 | 5.00 | 4.99 | 4.97 | 4.95 | 4.95 | 4.94 | 4.94 | 4.93 | 4.91 | 4.90 | 4.90 | 4.90 | 4.88 |
| 4.88 | 4.86 | 4.85 | 4.83 | 4.83 | 4.83 | 4.82 | 4.81 | 4.81 | 4.80 | 4.80 | 4.79 | 4.78 | 4.78 |
| 4.77 | 4.76 | 4.75 | 4.73 | 4.72 | 4.71 | 4.70 | 4.70 | 4.70 | 4.69 | 4.67 | 4.66 | 4.64 | 4.63 |
| 4.61 | 4.61 | 4.60 | 4.60 | 4.60 | 4.59 | 4.59 | 4.57 | 4.56 | 4.55 | 4.55 | 4.53 | 4.52 | 4.52 |
| 4.50 | 4.50 | 4.50 | 4.49 | 4.48 | 4.46 | 4.43 | 4.43 | 4.42 | 4.41 | 4.40 | 4.40 | 4.39 | 4.37 |
| 4.37 | 4.36 | 4.33 | 4.33 | 4.30 | 4.30 | 4.28 | 4.26 | 4.25 | 4.25 | 4.24 | 4.22 | 4.20 | 4.20 |
| 4.17 | 4.16 | 4.16 | 4.14 | 4.11 | 4.11 | 4.10 | 4.09 | 4.07 | 4.04 | 4.03 | 4.02 | 4.01 | 4.00 |
| 3.98 | 3.97 | 3.95 | 3.93 | 3.91 | 3.90 | 3.89 | 3.87 | 3.84 | 3.82 | 3.81 | 3.80 | 3.76 | 3.74 |
| 3.72 | 3.70 | 3.68 | 3.65 | | | | | | | | | | |

编制频数表是一次资料整理的过程。以表 3-1 的资料为例，频数编制的主要步骤为：

1. 计算全距　又称极差，用 $R$ 表示，是数值变量资料中最大值与最小值的差值，见式（3-1）。

$$R = x_{\max} - x_{\min} \tag{3-1}$$

本例 $R$=6.57−3.65=2.92（mmol/L）。

2. 确定组距与组段数　组距（$i$）是各组段上限值（$U$）与下限值（$L$）之差，用 $i$ 表示。下限值与上限值分别为各组的起点数值与终点数值。组距可分为相等与不等两种，采用等距分组时，常取 $R$ 的 1/10 为参考，然后确定一个方便处理问题的数字为组距。本例 $i$=2.92/10=0.292（mmol/L），定 $i$=0.3mmol/L。

组段数目（$k$）根据样本含量的多少确定，一般以设 8～15 个组段为宜。组段数要能较好反映数据分布特征，不宜过多，也不宜过少，视样本量情况而定。

3. 划分组段　根据最大值、最小值及组距的大小，依次列出各可能取值，并将数据归纳于对应组中，这一过程有几点需要注意：

（1）每一组段界值要清楚明确。每一组段的取值均包括下限值，不包括上限值，即 $L \leqslant x < U$，如本例"4.50～"含义为 $4.5 \leqslant x < 4.8$。

（2）不要出现重叠或空缺的情况。即第一组段一定要包括最小值，最后一个组段一定要包括最大值；除最后一个组段，其余组段均无须标出上限值；最后一组要封口。

4. 汇总频数　组段界限确定后，列成表，用划记法记录汇总即得频数表，将其汇总成表 3-2 的形式。

表 3-2 某社区 256 名常住居民空腹血糖频数表

| 空腹血糖值（mmol/L） | 划记 | 频数 |
|---|---|---|
| 3.60～ | 正正丅 | 12 |
| 3.90～ | 正正正正正 | 20 |
| 4.20～ | 正正正正正正 | 25 |
| 4.50～ | 正正正正正正正𠄟 | 34 |
| 4.80～ | 正正正正正正正𠄟 | 34 |
| 5.10～ | 正正正正正正正正 | 40 |
| 5.40～ | 正正正正正正正𠄟 | 34 |
| 5.70～ | 正正正正正丅 | 27 |
| 6.00～ | 正正正正 | 20 |
| 6.30～6.60 | 正正 | 10 |
| 合计 | | 256 |

由表 3-2 可见 256 名常住居民空腹血糖值在“5.10～”组段频数最多，以其为中心，两边频数逐渐减少，左右基本对称。

## 二 频数分布图

频数分布图就是直方图，是在频数分布表的基础上，将各组频数以图形的形式表现出来，主要用于描述数据的分布形式。图 3-1 即以表 3-2 绘制而成的直方图。

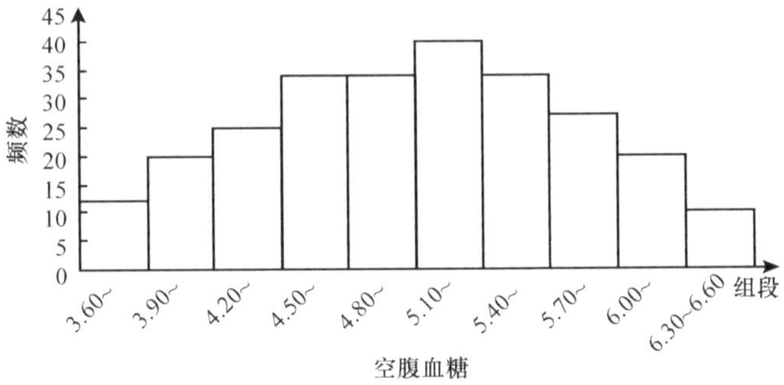


图 3-1 某社区 256 名常住居民空腹血糖（mmol/L）频数分布图

## 三 频数分布表的作用

1. 便于描述数据的频数分布 数值变量分布可分为对称分布和偏态分布两种类型。利用频数分布表，能较直观揭示其特征，为选择合适的统计描述指标及分析方法提供依据。

（1）对称分布：集中位置处于中央，左右两侧频数逐渐减少，基本对称，如图 3-2A 所示。

（2）偏态分布：集中位置偏向某一侧，左右两侧频数不一。偏态分布又根据中心点偏向位置不同分为正偏态分布和负偏态分布。正偏态分布，集中位置偏向数值比较小的一侧，向右侧拖尾，又称为右偏态，如图 3-2B 所示；负偏态分布，集中位置偏向数值比较大的一侧，向左侧拖尾，又称为左偏态，如图 3-2C 所示。

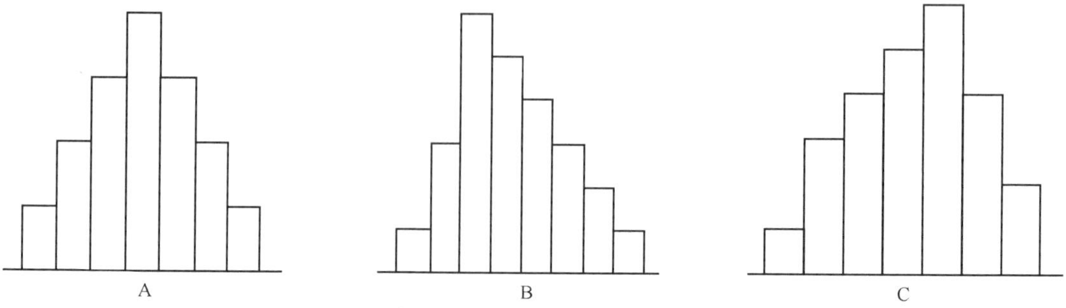


图 3-2　不同类型频数分布图

A. 对称分布；B. 正偏态分布；C. 负偏态分布

2. 便于发现特大或特小的可疑值　当数据整理成频数表时，若表中一端或两端连续出现几个频数为零的组段后，又出现个别或少数几个特大值或特小值时，需怀疑这些数据的准确性，应进一步核查，这是原始数据不易发现的。

3. 便于进一步地进行统计处理和计算相应统计指标　当样本量较大时，将数据整理成频数表，有利于判断数据分布类型及相应描述指标的选择与计算。

# 第 2 节　数值资料的统计描述

对于数值变量资料，集中趋势和离散趋势是其分布的两个基本特征，通过这两个侧面可以较好地描述其分布规律性。

## 一　集中趋势的描述

集中趋势指标又称平均数，是应用最广泛且重要的一组指标，用于描述数值变量资料的平均水平或中心位置，常用的指标有算术均数、几何均数、中位数等。不同的分布形态、不同的数据形式，选择的指标不同，计算方法也不同。

### （一）算术均数

算术均数，简称均数，表示一组呈对称分布的同质的观察值的数量平均水平，尤其适用于描述正态分布资料。总体均数用 $\mu$ 表示，样本均数用 $\overline{x}$ 表示。其计算方法如下。

1. 直接法　用于给出原始数据资料且样本含量较少时。

$$\overline{x}=\frac{x_1+x_2+\ldots+x_n}{n}=\frac{\sum x}{n} \tag{3-2}$$

式（3-2）中，$x_1$，$x_2$，…，$x_n$ 为样本观察值，$n$ 为样本含量，$\sum x$ 代表对观察值进行求和。

**【例 3-1】**　8 名居民的空腹血糖值（mmol/L）为 5.74、5.16、5.08、5.08、4.94、4.90、4.88、4.83。求 8 名居民的空腹血糖值均数。

$$\overline{x}=\frac{\sum x}{n}=\frac{5.74+5.16+5.08+5.08+4.94+4.90+4.88+4.83}{8}=5.08\ (\text{mmol/L})$$

2. 加权法　用于给出频数表资料，样本含量较多时。

$$\overline{x}=\frac{f_1X_1+f_2X_2+\cdots+f_kX_k}{f_1+f_2+\cdots+f_k}=\frac{\sum fX}{\sum f} \tag{3-3}$$

式（3-3）中，$X_1$，$X_2$，…，$X_k$ 为各组段组中值，$f_1$，$f_2$，…，$f_k$ 为对应组段频数。

**【例 3-2】** 利用表 3-2 的资料，计算 256 名常住居民的平均空腹血糖值，见表 3-3。

**表 3-3 某社区 256 名居民空腹血糖（mmol/L）均数、标准差计算表**

| 脉搏组段 $i$<br>（1） | 组中值（$X_i$）<br>（2） | 频数（$f_i$）<br>（3） | $f_i X_i$<br>（4）=（2）×（3） | $f_i X_i^2$<br>（5）=（4）×（2） |
|---|---|---|---|---|
| 3.60～ | 3.75 | 12 | 45.00 | 168.75 |
| 3.90～ | 4.05 | 20 | 81.00 | 328.05 |
| 4.20～ | 4.35 | 25 | 108.75 | 473.06 |
| 4.50～ | 4.65 | 34 | 158.10 | 735.17 |
| 4.80～ | 4.95 | 34 | 168.30 | 833.09 |
| 5.10～ | 5.25 | 40 | 210.00 | 1102.50 |
| 5.40～ | 5.55 | 34 | 188.70 | 1047.29 |
| 5.70～ | 5.85 | 27 | 157.95 | 924.01 |
| 6.00～ | 6.15 | 20 | 123.00 | 756.45 |
| 6.30～6.60 | 6.45 | 10 | 64.50 | 416.03 |
| 合计 | | 256 | 1305.30 | 6784.40 |

$$\bar{x}=\frac{\sum fX}{\sum f}=\frac{3.75\times12+4.05\times20+\cdots+6.45\times10}{256}=5.10(\text{mmol / L})$$

## （二）几何均数

几何均数，用符号 $G$ 表示，用于数据为等比数列或经对数转换呈对称分布的资料（此类数据多为正偏态分布），如抗体滴度、抗体效价、细胞计数等。其计算方法：

1. 直接法　适用于给出原始数据且样本含量较少时。

$$G=\sqrt[n]{x_1x_2\cdots x_n}=\sqrt[n]{\Pi x} \tag{3-4}$$

$$G=\lg^{-1}\left(\frac{\sum\lg x}{n}\right) \tag{3-5}$$

式（3-4）中，$\Pi x$ 代表将所有观察值相乘求积。

**【例 3-3】** 现有 8 份血清，抗体滴度分别为 1∶2、1∶2、1∶4、1∶4、1∶4、1∶8、1∶16、1∶32，求其平均值。

$$G=\sqrt[8]{2\times2\times4\times4\times4\times8\times16\times32}=5.66$$

即这 8 份血清的平均抗体滴度为 1∶5.66。

2. 加权法　适用于给出频数资料或样本含量较大时，见式（3-6）。

$$G=\lg^{-1}\left(\frac{\sum f\lg x}{\sum f}\right) \tag{3-6}$$

**【例 3-4】** 现有 32 例肝炎患者的抗原滴度资料（表 3-4），求其平均滴度。

**表 3-4 某地 32 例肝炎患者抗原滴度频数表**

| 抗原滴度 | 频数 | 滴度倒数 $x$ | $\lg x$ | $f\lg x$ |
|---|---|---|---|---|
| 1∶8 | 1 | 8 | 0.903 | 0.903 |
| 1∶16 | 2 | 16 | 1.204 | 2.408 |
| 1∶32 | 6 | 32 | 1.505 | 9.030 |

续表

| 抗原滴度 | 频数 | 滴度倒数 $x$ | $\lg x$ | $f\lg x$ |
|---|---|---|---|---|
| 1∶64 | 12 | 64 | 1.806 | 21.672 |
| 1∶128 | 7 | 128 | 2.107 | 14.749 |
| 1∶256 | 4 | 256 | 2.408 | 9.632 |
| 合计 | 32 | — | — | 58.394 |

$$G=\lg^{-1}\left(\frac{\sum f\lg x}{\sum f}\right)=\lg^{-1}\left(\frac{58.394}{32}\right)=66.80$$

32例肝炎患者平均抗原滴度为1∶66.80。

## （三）中位数（median）

中位数，顾名思义"处于中间的那个数"，指将 $n$ 个观察值从小到大排列，位次居中的数值，用 $M$ 表示。中位数适用于偏态分布资料；或一端或两端无确切数值的资料，即"开口资料"，如3，5，…，8，9，>13；或总体分布不明的资料。中位数的计算有下列两种方法：

1. 直接法　用于给出原始数据资料且样本含量较少时。先将观察值由小到大排序，然后按式（3-7）、式（3-8）计算。

$n$ 为奇数时，$$M=x_{\frac{n+1}{2}} \tag{3-7}$$

$n$ 为偶数时，$$M=\frac{x_{\frac{n}{2}}+x_{\frac{n}{2}+1}}{2} \tag{3-8}$$

式（3-7）、式（3-8）中，下标 $\frac{n+1}{2}$、$\frac{n}{2}$、$\frac{n}{2}+1$ 为有序数列的位次，$x_{\frac{n+1}{2}}$、$x_{\frac{n}{2}}$、$x_{\frac{n}{2}+1}$ 为相应位次的观察值。

**【例3-5】**　某单位食堂发生食物中毒事件，中毒的12名职工的潜伏期（小时）分别为9、6、12、8、5、11、13、7，求其中位数。

$$M=\frac{(8+9)}{2}=8.5(\text{小时})$$

2. 百分位数法　用于给出频数表资料，样本含量较多时。$P_x$ 称为第 $x$ 百分位数，表示将 $n$ 个观察值从小到大依次排列并100等分，处于第 $x$ 百分位的数值，即有 $x$%的观察值比它小，（100− $x$ ）%的观察值比它大。故中位数为 $P_{50}$。

$$P_x=L+\frac{i}{f_x}\times\left(n\times x\%-\sum f_L\right) \tag{3-9}$$

式（3-9）中，$L$、$i$、$f_x$、$\sum f_L$ 分别表示 $P_x$ 所在组段的下限、组距、频数和小于 $L$ 的各组段的累计频数。

**【例3-6】**　某医院100例宫颈癌患者治疗后生存时间（月）情况如表3-5所示，试计算其中位生存时间。

**表3-5　某医院100例宫颈癌患者治疗后生存时间**

| 生存时间（月） | 频数 $f$ | 累积频数 $\sum f$ | 累积频率（%） |
|---|---|---|---|
| 3～ | 3 | 3 | 3.00 |
| 9～ | 6 | 9 | 9.00 |

续表

| 生存时间（月） | 频数 $f$ | 累积频数 $\sum f$ | 累积频率（%） |
| --- | --- | --- | --- |
| 15～ | 12 | 21 | 21.00 |
| 21～ | 25 | 46 | 46.00 |
| 27～ | 20 | 66 | 66.00 |
| 33～ | 14 | 80 | 80.00 |
| 39～ | 11 | 91 | 91.00 |
| 45～ | 7 | 98 | 98.00 |
| 51～ | 2 | 100 | 100.00 |
| 合计 | 100 | — | — |

$$M = P_{50} = 27+\frac{6}{20}\times(100\times50\% - 46)=28.20(\text{月})$$

该院这 100 例宫颈癌患者治疗后的生存时间中位数为 28.2 个月。

## 二 离散趋势的描述

离散趋势指标又称变异程度指标，用于描述一组同质的数值变量资料的变异程度大小的指标，常用的指标有极差、四分位数间距、方差与标准差、变异系数等。不同的分布形态、不同的数据形式及用途，选择的指标不同，计算方法也不同。

1. 极差　又称全距，用符号 $R$ 表示。极差适用于各种分布形态，但由于受极端值影响大，指标不稳定，因此不常使用。

2. 四分位数间距　用符号 $Q$ 表示，反映 $P_{25}$ 与 $P_{75}$ 之间的距离。一组观察值中，$P_{75}$ 代表只有 25%的观察值大于它，称为上四分位数（$Q_U$）；$P_{25}$ 代表只有 25%的观察值小于它，称为下四分位数（$Q_L$），故两四分位数之间的距离称为四分位数间距，计算公式表达为式（3-10）：

$$Q = Q_U - Q_L = P_{75} - P_{25} \tag{3-10}$$

四分位数的适用范围与中位数相似，用于偏态分布、开口资料及分布不明的资料，两者通常搭配使用。

**【例 3-7】**　利用表 3-5 频数表资料，描述这 100 例宫颈癌患者生存时间的离散趋势。

$$P_{25} = 21+\frac{6}{25}\times(100\times25\% - 21) =21.96（\text{月}）$$

$$P_{75} = 33+\frac{6}{14}\times(100\times75\% - 66) =36.86（\text{月}）$$

$$Q=P_{75} - P_{25} = 36.86 - 21.96 =14.90（\text{月}）$$

故这 100 名宫颈癌患者生存时间的四分位数间距为 14.90 个月。

3. 方差与标准差　是利用观察值与均数之间的差异进行相应的计算，全面考虑观察值的变异情况。总体方差用 $\sigma^2$ 表示，计算公式为式（3-11）：

$$\sigma^2 = \frac{\sum(x-\mu)^2}{N} \tag{3-11}$$

方差的度量单位为原观察值单位的平方，在实际应用中有诸多不便，故将其开平方后得标准差，用 $\sigma$ 表示，计算公式为式（3-12）：

$$\sigma=\sqrt{\frac{\sum(x-\mu)^2}{N}} \qquad (3\text{-}12)$$

上述式中总体参数指标 $\mu$、$N$ 往往是未知的，一般用样本均数 $\bar{x}$ 及样本含量 $n$ 代替，由此计算所得方差与标准差称为样本方差、样本标准差。数理统计证明，以 $n$ 计算所得的样本方差、标准差比实际的总体值小，英国统计学家 W. S. Gosset 对其进行校正。校正后的样本方差（$s^2$）、样本标准差（$s$）计算公式分别为式（3-13）和式（3-14）：

$$s^2=\frac{\sum(x-\bar{x})^2}{n-1} \qquad (3\text{-}13)$$

$$s=\sqrt{\frac{\sum(x-\bar{x})^2}{n-1}} \qquad (3\text{-}14)$$

式中 $n$–1 称为自由度，其意义是允许自由取值的个数。

数学上可证明：$\sum(x-\bar{x})^2=\sum x^2-\frac{(\sum x)^2}{n}$，所以标准差的计算公式可写成：

直接法：$s=\sqrt{\frac{\sum x^2-(\sum x)^2/n}{n-1}}$ （3-15）

加权法：$s=\sqrt{\frac{\sum fX^2-(\sum fX)^2/\sum f}{\sum f-1}}$ （3-16）

**【例 3-8】** 8 名居民的空腹血糖值（mmol/L）为 5.74、5.16、5.08、5.08、4.94、4.90、4.88、4.83。求 8 名居民的空腹血糖值标准差。

$n$=8，$\sum x$=40.61，$\sum x^2$=206.7429，代入式（3-15）得

$$s=\sqrt{\frac{206.7429-(40.61)^2/8}{8-1}}=0.29\text{（mmol/L）}$$

**【例 3-9】** 利用表 3-3 居民的空腹血糖值为数据，计算标准差。

$\sum f$=256，$\sum fX$=1305.30，$\sum fX^2$=6784.38，代入式（3-16）得

$$s=\sqrt{\frac{6784.38-(1305.30)^2/256}{256-1}}=0.71(\text{mmol/ L})$$

故这 256 名居民的空腹血糖值标准差为 0.71mmol/L。

标准差大，表示观察值的变异度大；反之，标准差小，表示观察值的变异度小。

4. 变异系数　符号 $CV$ 表示，常用于度量单位不同或均数相差悬殊的资料间变异程度的比较。其计算公式为式（3-17）：

$$CV=\frac{s}{\bar{x}}\times 100\% \qquad (3\text{-}17)$$

**【例 3-10】** 案例 3-1 中 256 名居民的身高均值为 169.5cm，标准差为 2.3cm；体重均值为 56.7kg，标准差为 1.5kg。试比较身高与体重的变异程度。

身高（cm）与体重（kg）度量单位不同，故其标准差无法直接比较，应选择变异系数为宜。

$$CV_{身高}=\frac{2.3}{169.5}\times 100\%=1.36\%$$

$$CV_{体重}=\frac{1.5}{56.7}\times 100\%=2.65\%$$

故体重变异程度较身高大。

数值变量描述指标汇总见表 3-6。

表 3-6 数值变量描述指标汇总

| 分布特征 | 统计指标 | 符号 | 计算公式 | 适用范围 |
| --- | --- | --- | --- | --- |
| 集中趋势 | 算术均数 | $\bar{x}$ | $\bar{x}=\frac{\sum x}{n}$ | 对称分布，尤其是正态分布 |
| | 中位数 | $M$ | $M=P_{50}$ $=L+\frac{i}{f_x}\times(n\times 50\%-\sum f_L)$ | 偏态分布、开口资料、分布不明资料 |
| | 几何均数 | $G$ | $G=\sqrt[n]{\prod x}$ | 对数对称分布 |
| 离散趋势 | 极差 | $R$ | $R=x_{\max}-x_{\min}$ | 任何分布 |
| | 四分位数间距 | $Q$ | $Q=P_{75}-P_{25}$ | 偏态分布、开口资料、分布不明资料 |
| | 方差 | $s^2$ | $s^2=\frac{\sum(x-\bar{x})^2}{n-1}$ | 对称分布，尤其是正态分布 |
| | 标准差 | $s$ | $s=\sqrt{\frac{\sum(x-\bar{x})^2}{n-1}}$ | 对称分布，尤其是正态分布 |
| | 变异系数 | $CV$ | $CV=\frac{s}{\bar{x}}\times 100\%$ | 度量单位不同或均数相差悬殊资料间的比较 |

## 三 正态分布

### （一）正态分布及特征

正态分布由德国数学家高斯发现，也称为高斯分布，是统计学上极为重要的分布，很多分布如后续章节介绍的 $t$ 分布、$F$ 分布等，都是由正态分布导出或正态分布为其极限分布。

**链接**

1917 年，始终处于“中立”立场的美国做出改变，决定参加第一次世界大战。当时紧急需要准备大量的军需用品，其中就包括了准备士兵们的制服。由于时间紧迫，无法对每名士兵的身高、三围等尺寸进行一一测量，但考虑到人体尺寸指标多数服从正态分布，于是统计学家们利用这一特点，估计出尺寸正常值范围。神奇的事情发生了，根据估计正常值范围赶制出来的制服，多数士兵们穿起来竟也合身，由此解决了美军的一大难题。

那么，何为正态分布？案例 3-1 中 256 名居民空腹血糖值的频数分布如图 3-1 所示，试想居民人数不断扩大，组距不断细分，组距越来越小，由“段”变为“点”，演变成光滑曲线，其过程如图 3-3 所示。

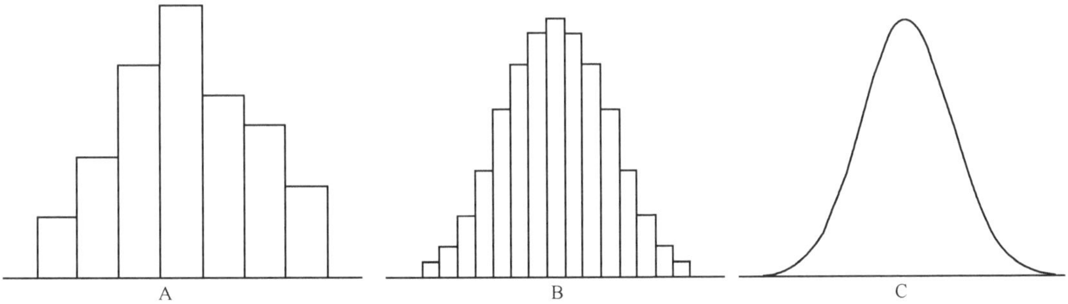


图 3-3 频数分布逐步演变为正态分布过程图

这条光滑的曲线似钟形，中间高、两边少，左右对称，与横轴没有交点，称为正态分布曲线，函数表达式为式（3-18）：

$$f(x)=\frac{1}{\sigma\sqrt{2\pi}}e^{-\frac{(x-\mu)^2}{2\sigma^2}}\quad(-\infty<x<\infty)\tag{3-18}$$

医学领域很多数据资料，如身高、体重、血压、血糖等指标均服从正态分布。正态分布曲线具有如下特征：

1. 集中性　正态分布曲线为单峰分布，最高点在均数的位置。

2. 对称性　正态分布曲线以均数为中心，左右对称。

3. 正态曲线在$\pm\sigma$处各有一个拐点。

4. 正态分布曲线有两个参数$\mu$和$\sigma$。总体均数$\mu$决定正态分布曲线的中心位置，$\mu$越大，曲线往右平移；反之，曲线往左平移，故$\mu$称为位置参数。总体标准差$\sigma$决定正态分布曲线的形状，$\sigma$越大，曲线越扁平；反之，曲线越陡峭，故$\sigma$称为形态参数，如图3-4、图3-5所示。因此，若有一变量$x$服从正态分布，则记为$x\sim N(\mu,\sigma^2)$。

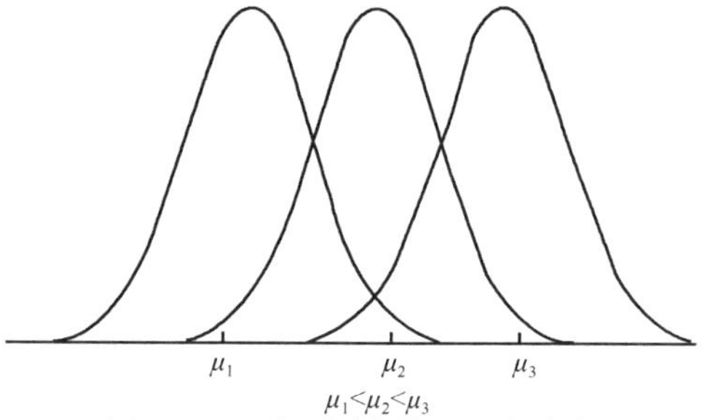

图3-4　三种不同均值的正态分布

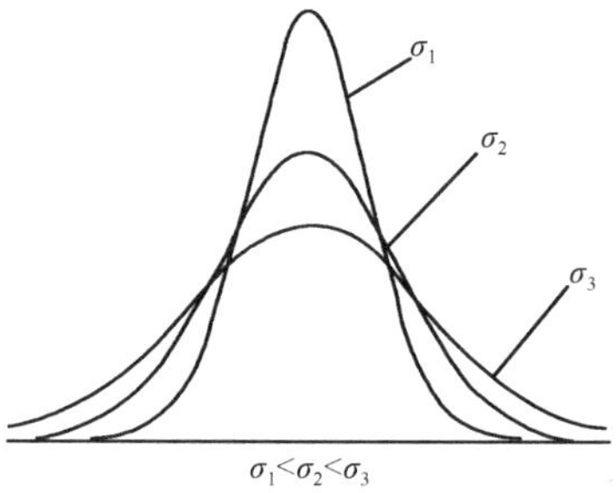

图3-5　三种不同标准差的正态分布

不同的$\mu$和$\sigma$，对应的正态分布曲线不同。因此，统计学上称正态分布曲线是一簇曲线。在实际应用时，为方便使用，不同正态分布曲线经过一定的变换，转变为固定的一条曲线。这种变换称为$u$变换，变换式为式（3-19）：

$$u=\frac{x-\mu}{\sigma}\tag{3-19}$$

变换后的曲线称为标准正态分布曲线，记为$N(0,1^2)$。利用$u$变换，任一正态分布曲线下的区间面积即可通过附表1“标准正态分布曲线下的面积”来查找或推算。

5. 正态分布曲线下面积分布有一定规律。

（1）正态分布曲线下横轴上面积恒等于100%或1。

（2）曲线下对称于均数的区间面积相等。表3-7、图3-6中三个区间面积应用较多，需熟记。

**表3-7　正态分布曲线下面积分布规律**

| 正态分布 | 标准正态分布 | 区间面积（%） |
|---|---|---|
| $\mu\pm\sigma$ | $0\pm1$ | 68.27 |
| $\mu\pm1.96\sigma$ | $0\pm1.96$ | 95.00 |
| $\mu\pm2.58\sigma$ | $0\pm2.58$ | 99.00 |

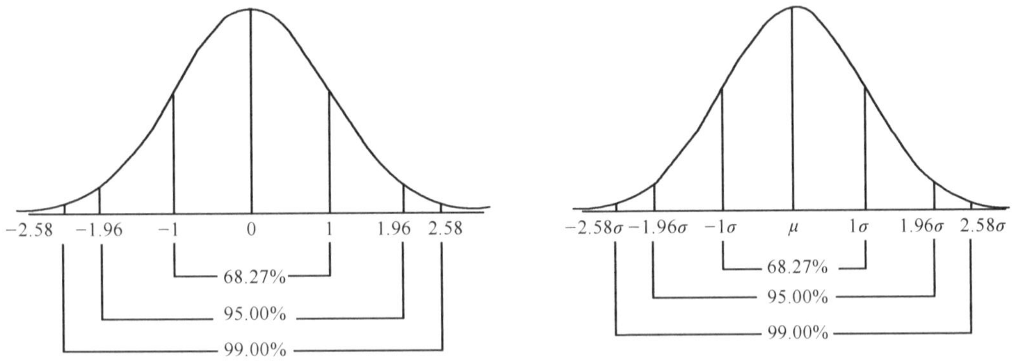


图 3-6 正态分布曲线下面积分布规律

（二）正态分布的应用

1. 估计数据的频率分布 利用正态分布曲线特征及面积规律，可以估计正态分布资料的频率分布。

**【例 3-11】** 案例 3-1 中某社区 256 名常住居民的空腹血糖值（mmol/L）的均数为 5.09，标准差为 0.71，试估计该社区居民中：①低血糖（＜3.9）的比例；②血糖正常（3.9～6.1）的比例；③高血糖（≥6.1）的比例。

空腹血糖值 $x$ 服从正态分布，令 $x_1$=3.9、$x_2$=6.1，利用 $u$ 变换，求得对应 $u$ 值，并查附表 1 标准正态分布曲线下的面积。

$$u_1=\frac{3.9-5.09}{0.71}=-1.68$$

$$u_2=\frac{6.1-5.09}{0.71}=1.42$$

$$\Phi(-1.68)=0.046\,5$$

$$\Phi(1.42)=1-\Phi(-1.42)=1-0.077\,8=0.922\,2$$

故 $P(x<3.9)=\Phi(-1.68)=0.046\,5=4.65\%$

$$P(3.9\leqslant x<6.1)=\Phi(1.42)-\Phi(-1.68)=0.922\,2-0.046\,5=0.875\,7=87.57\%$$

$$P(x>6.1)=\Phi(-1.42)=0.077\,8=7.78\%$$

该社区 256 名居民中约 4.65%的人为低血糖，87.57%的人为血糖正常，7.78%的人为高血糖。

2. 制定医学参考值范围 医学参考值范围是指包括绝大多数正常人的人体解剖、生理、生化、免疫等医学指标的波动范围，简称参考值范围或正常值范围。根据某指标值是否在参考值范围内，判断指标正常与否。制定医学参考值范围时应考虑三个方面：

（1）确定参考值范围是单侧还是双侧。若该指标过大或过小均异常，如血糖、血压等，则参考值范围应取双侧，既有上限值，也有下限值；若该指标过大异常，如尿汞、血铅等，则参考值范围应取单侧上限；若该指标过小异常，如肺活量，则参考值范围应取单侧下限。

（2）选择合适的百分比。参考值范围通常取 95%范围，也可根据专业角度及实际情况灵活选择。如误诊带来的危害较大，则考虑将范围扩大，如 99%；如漏诊造成的危害较大，则考虑将范围缩小，如 90%。

（3）选择适宜的估计方法。根据数据资料的分布类型来确定估计方法，服从正态分布者运用正态分布法；不服从正态者，可考虑百分位数法。以常用的 95%、99%为例，估计式如表 3-8 所示。

表 3-8 医学参考值范围

| 参考值范围（%） | 正态分布法 | | | 百分位数法 | | |
|---|---|---|---|---|---|---|
| | 双侧 | 单侧 | | 双侧 | 单侧 | |
| | | 上限 | 下限 | | 上限 | 下限 |
| 95 | $\bar{x}\pm1.96s$ | $<\bar{x}+1.64s$ | $>\bar{x}-1.64s$ | $P_{2.5}\sim P_{97.5}$ | $<P_{95}$ | $>P_5$ |
| 99 | $\bar{x}\pm2.58s$ | $<\bar{x}+2.33s$ | $>\bar{x}-2.33s$ | $P_{0.5}\sim P_{99.5}$ | $<P_{99}$ | $>P_1$ |

【例 3-12】 某地调查 18 岁以上健康成年男性 300 名，测得其体重（单位：kg）均值为 62.4，标准差为 1.2，试估计该地健康成年男性体重 95%参考值范围。

健康成年男性的体重过高或过低都为异常，因此估计其参考值范围应考虑采用双侧值。体重指标服从正态分布，则运用正态分布法；百分比为 95%，故估计式为

$$62.4\pm1.96\times1.2=(60.05,64.75)(\text{kg})$$

即该地健康成年男性体重 95%参考值范围为 60.05～64.75kg。

【例 3-13】 某地 240 名正常成年女性血铅（μg/100g）频数分布如表 3-9 所示，试估计正常人血铅含量 99%参考值范围。

表 3-9 某地 240 名正常成年女性血铅含量分布表

| 血铅含量（μg/100g） | 频数 | 累计频数 | 累计频率（%） |
|---|---|---|---|
| 3～ | 28 | 28 | 11.67 |
| 7～ | 35 | 63 | 26.25 |
| 11～ | 48 | 111 | 46.25 |
| 15～ | 37 | 148 | 61.67 |
| 19～ | 33 | 181 | 75.42 |
| 23～ | 26 | 207 | 86.25 |
| 27～ | 15 | 222 | 92.50 |
| 31～ | 7 | 229 | 95.42 |
| 35～ | 5 | 234 | 97.50 |
| 39～ | 3 | 237 | 98.75 |
| 43～ | 2 | 239 | 99.58 |
| 47～51 | 1 | 240 | 100.00 |
| 合计 | 240 | | |

人体血铅含量过大则为异常，取单侧上限；该组人群血铅含量以“11～”组段为中心，呈正偏态分布，考虑百分位数法；结合百分比为 99%，其参考值范围为$<P_{99}$。

$$P_{99}=43+\frac{4}{2}\times(240\times99\%-237)=44.2(\mu\text{g}/100\text{g})$$

故该地区正常成年女性血铅含量 99%参考值范围为小于 44.2μg/100g。

## 第 3 节 分类变量的统计描述

在医学领域，除了身高、体重、血糖、血压等数值变量资料外，还有大量如疗效、病情、病种等分类变量资料。对于分类变量，用前面章节所述指标无法适用。如某地两医院，甲医院

收治、随访宫颈癌患者 560 人，五年生存者 320 人；乙医院收治、随访宫颈癌患者 630 人，五年生存者 375 人。这是以绝对数的方式陈述，反映观察对象的实际情况，但这些数据能用来比较两院宫颈癌治疗水平吗？此时，运用相对数指标会更为恰当。

## 一 相对数

相对数是两个有联系指标的比值，反映事物间的相对水平，统一了基数，便于比较。相对数是分类变量资料的一类统计描述指标，常用的指标包括率、构成比、相对比等。

（一）率

率是指在一定条件下，某种现象实际发生数与可能发生数之比，反映现象发生的频率或强度，医学领域常用的率指标有发病率、患病率、病死率、生存率、治愈率等。

$$率=\frac{某现象实际发生的观察单位数}{某现象可能发生的观察单位总数}\times K \tag{3-20}$$

式（3-20）中，$K$ 是比例基数，可以是 100%、1000‰、万/万、10 万/10 万等。比例基数的选择一般根据习惯用法，主要目的是便于读、写、记，一般取 1～2 位整数，同时应注意率是有时间限制的。

**【例 3-14】** 某地两医院，甲医院收治、随访宫颈癌患者 560 人，五年生存者 320 人；乙医院收治、随访宫颈癌患者 630 人，五年生存者 375 人，计算甲、乙医院宫颈癌五年生存率及两医院总的五年生存率。

$$甲医院宫颈癌五年生存率=\frac{320}{560}\times 100\%=57.14\%$$

$$乙医院宫颈癌五年生存率=\frac{375}{630}\times 100\%=59.52\%$$

$$两医院宫颈癌总五年生存率=\frac{320+375}{560+630}\times 100\%=58.40\%$$

上述计算中需注意率的合计值，如两医院宫颈癌总五年生存率不是甲、乙两医院五年生存率的简单相加，应是各分率的分子部分相加，除以分母部分相加。

表 3-10 中第（5）栏中不同年龄居民高血压患病率即为频率指标。如调查 20 岁～居民 3037 人，其中高血压患病人数为 15 人，则该年龄组高血压患病率=15/3037×100%=0.49%。余类推。

**表 3-10 某年某市不同年龄居民高血压患病人数及相对数**

| 年龄（岁）(1) | 调查人数 (2) | 患病人数 (3) | 患者年龄构成比（%）(4) | 患病率（%）(5) |
|---|---|---|---|---|
| <20 | 4046 | 0 | 0 | 0 |
| 20～ | 3037 | 15 | 0.47 | 0.49 |
| 30～ | 4250 | 94 | 2.91 | 2.21 |
| 40～ | 5332 | 372 | 11.53 | 6.98 |
| 50～ | 3764 | 726 | 22.51 | 19.29 |
| 60～ | 4918 | 1329 | 41.21 | 27.02 |
| ≥70 | 2014 | 689 | 21.36 | 34.21 |
| 合计 | 27361 | 3225 | 100.00 | 11.79 |

### （二）构成比

构成比是事物内部某一组成部分的观察单位数占该事物各组成部分的观察单位总数的比例，反映事物内部的比重或分布，一般用百分数表示，如常见血型分布、年龄构成等。

$$构成比=\frac{事物内部某一组成部分观察单位数}{事物内部各组成部分观察单位总数}\times 100\% \tag{3-21}$$

表 3-10 中第（4）栏数据患者年龄构成比，表示不同年龄患病人数占全部患者数的比重。如患者中 70 岁以上年龄组构成比=689/3225×100%=21.36%。余类推。

由表 3-10 还可看出，构成比有两个特点：①各构成部分的构成比之和为 100%。在计算时若受尾数取舍影响，其和不等于 100%，可将尾数取舍作适当调整，使其和等于 100%；②某一部分构成比发生变化，其他部分的构成比也相应地发生变化。

### （三）相对比

相对比是两个有关系的指标之比，反映两者的大小比例关系，如出生性别比、每千人口医生数、医护比等。

$$相对比=\frac{A}{B}(或\times 100\%) \tag{3-22}$$

式（3-22）中，$A$、$B$ 可以是属性相同，如出生性别比；也可以是属性不同，如每千人口病床数。可以是绝对数，也可以是相对数，如流行病学中相对危险度 RR。当 $A>B$，则表示为 $A$ 是 $B$ 的几倍；当 $A<B$ 时，则表示为 $A$ 是 $B$ 的百分之几。

**【例 3-15】** 案例 3-1 中某社区 256 名常住居民中，男性居民 139 人，女性 117 人，则

$$人口性别比=\frac{139}{117}=119:100$$

### （四）应用相对数注意事项

1. 计算相对数时分母不宜过小　应用相对数时，若分母过小（小于 30），则计算所得的相对数不稳定。例如，A、B 两种药物治疗某病，A 药治疗 5 人，有效 4 人，有效率 80%；B 药治疗 5 人，有效 3 人，有效率 60%。例中两药有效人数仅差 1 人，但有效率相差 20%，故分母过小，不宜使用相对数，建议直接用绝对数表述“A 药治疗 5 人，有效 4 人”。

2. 正确使用率和构成比，不能混淆　构成比说明事物内部各组成部分的比重或分布，率则说明某现象发生的频率或强度。在资料分析中，常见的错误是以构成比代替率。例如，某医生描述“我院 2015 年共有住院患者 15 000 例，因冠心病入院 450 人，占 3.0%；2016 年共有住院患者 18 000 例，因冠心病入院 630 人，占 3.5%，冠心病发病逐年升高”，该结论错误就是误将构成比当作率使用。表 3-10 所示的某年某市不同年龄居民高血压患病数据，第（4）栏为构成比，第（5）栏为患病率，仔细比较分子、分母的差别。率与构成比有诸多不同，现对比见表 3-11。

**表 3-11　率和构成比的对比表**

| 项目 | 率 | 构成比 |
|---|---|---|
| 意义 | 反映现象发生的频率或强度 | 说明事物内部构成或比重 |
| 公式 | $率=\frac{某现象实际发生的观察单位数}{某现象可能发生的观察单位总数}$ | $构成比=\frac{事物内部某一组成部分观察单位数}{事物内部各组成部分观察单位总数}$ |
| 比例基数 | 100%、1000‰……依实际及习惯选择 | 一般使用 100% |
| 分值 | 某一分率增大，不影响其他分率，但总率增加 | 某一组成构成增大，其他组成构成减小，总构成不变 |
| 合计值 | 一般不为 100%，不是各分值简单相加 | 恒为 100%，为各组成构成累积相加 |

3. 资料分析时应注意可比性问题　在进行率或构成比资料间的分析前，应注意资料间的可比性，如研究对象是否具有同质性、非处理因素在组间是否一致或相近。尤其是当组间的内部构成，如年龄分布、病情程度不具有可比性时，如表 3-12 所示，甲厂工龄长的人数比重较乙厂高，应注意进行率的标准化后再行两厂患病率的比较。

表 3-12　某地甲、乙两化工厂不同工龄慢性呼吸道疾病患病情况

| 工龄（年） | 甲厂 | | | 乙厂 | | |
|---|---|---|---|---|---|---|
| | 人数 | 患病人数 | 患病率（%） | 人数 | 患病人数 | 患病率（%） |
| ＜5 | 50 | 5 | 10.0 | 300 | 45 | 15.0 |
| 5～ | 250 | 50 | 20.0 | 120 | 30 | 25.0 |
| 10～ | 100 | 40 | 40.0 | 50 | 25 | 50.0 |
| 15～ | 100 | 50 | 50.0 | 30 | 18 | 60.0 |
| 合计 | 500 | 145 | 29.0 | 500 | 118 | 23.6 |

4. 进行多个率之间的比较时，由于抽样误差的存在，仍需要进行参数估计和假设检验后再下结论。

**案例 3-1 解析**　小黄首先要对资料进行归类整理，年龄、身高、体重、血压、空腹血糖等指标属于数值变量资料，性别、吸烟与否属于分类变量资料。然后编制频数表、绘制频数分布图，了解资料的频数分布类型。对于数值变量资料选用算术均数描述集中趋势，用标准差和变异系数描述离散趋势；对于分类变量资料选用相对数指标进行描述。

## 二　率的标准化

### （一）标准化法的意义及基本思想

在实际工作中，研究者经常进行不同地区、不同人群、不同医疗机构或不同疗法间的发病率、患病率、病死率等指标的比较，若这些组间的某因素构成不同，如表 3-12 中的工龄构成不同，可能会对总率造成影响，因此直接进行总率的比较是不合理的，需要通过率的标准化进行调整后才能比较。

由表 3-12 可见，甲、乙两厂工龄构成不同，甲厂 5 年以下工龄人员所占比重较小，占总数的 10%；而乙厂相应比重较高，占总数的 15%。同时，比较甲、乙两厂的患病率可见，乙厂各工龄组慢性呼吸道疾病患病率均高于甲厂，但总率较甲厂低，各工龄组间各分率大小关系与总率大小关系相矛盾，即说明工龄内部构成不同确实对总率产生影响，需要进行率的标准化。

标准化法是指为消除组间内部构成不同的影响，采用统一的标准构成进行校正，经校正后的率具有可比性，称为标准化率。

### （二）标准化率的计算

标准化率的计算方法有直接法和间接法两种，本章仅介绍直接法。

计算标准化率，首先需进行标准的选择，有三种可选：①选择具有代表性的、稳定的、数量较大的人群作为标准；②任选两组资料中的一组构成作为标准；③以两组各层之和作为标准。

1. 利用标准人口计算，计算公式为

$$p' = \frac{n_1 p_1 + n_2 p_2 + \cdots + n_k p_k}{N} = \frac{\sum np}{N} \tag{3-23}$$

式（3-23）中，$p'$ 为标准化率，$n_i$ 为各层标准人口，$p_i$ 为各层原率，$N$ 为标准人口合计值。

【例 3-16】 以表 3-12 的数据为例，以甲厂作为标准人口，计算乙厂患病标准化率，见表 3-13。

表 3-13　乙化工厂慢性呼吸道疾病患病标准化率

| 工龄（年） | 标准人数 | 乙厂 | |
|---|---|---|---|
| | | 原患病率（%） | 预期患病人数 |
| <5 | 50 | 15.0 | 8 |
| 5～ | 250 | 25.0 | 63 |
| 10～ | 100 | 50.0 | 50 |
| 15～ | 100 | 60.0 | 60 |
| 合计 | 500 | — | 181 |

乙厂慢性呼吸道疾病患病标准化率 $p' = \dfrac{181}{500} \times 100\% = 36.2\%$。

经标准化后，甲厂慢性呼吸道疾病患病率仍为 29.0%，乙厂为 36.2%，乙厂高于甲厂。

2. 利用标准人口构成比计算，计算公式为

$$p' = \frac{n_1}{N} p_1 + \frac{n_2}{N} p_2 + \cdots + \frac{n_k}{N} p_k = \sum \frac{n}{N} p \qquad (3\text{-}24)$$

式（3-24）中，$\dfrac{n_i}{N}$ 为各层标准构成比，$p_i$ 为各层原率。

【例 3-17】 以表 3-12 的数据为例，以甲厂作为标准人口构成，计算患病标准化率。

结果如表 3-14 所示。以甲厂为标准，则甲厂的标准化率即为原患病率 29.0%，乙厂标准化率为 36.0%，乙厂高于甲厂，与前述结果相同。

表 3-14　标准化后甲、乙两厂慢性呼吸道疾病患病率

| 工龄（年） | 标准构成（%） | 甲厂 | | 乙厂 | |
|---|---|---|---|---|---|
| | | 原患病率（%） | 分配患病率（%） | 原患病率（%） | 分配患病率（%） |
| <5 | 10.0 | 10.0 | 1.0 | 15.0 | 1.5 |
| 5～ | 50.0 | 20.0 | 10.0 | 25.0 | 12.5 |
| 10～ | 20.0 | 40.0 | 8.0 | 50.0 | 10.0 |
| 15～ | 20.0 | 50.0 | 10.0 | 60.0 | 12.0 |
| 合计 | 100.0 | — | 29.0 | 23.6 | 36.0 |

### （三）应用标准化法注意事项

1. 标准化法仅用于内部构成不同时总率的比较，分率的比较无须标准化。
2. 标准化后的率仅用于组间相对水平的比较，不再反映实际情况。
3. 选择标准不同，计算所得标准化率不同，但结论不变。
4. 标准化后的率仍为样本指标，进行标准化率的比较仍需进行假设检验。

## 三　动态数列

动态数列是指将一系列统计指标依时间顺序进行排列，以便于比较分析观察事物的变化情况，预测其发展趋势，如表 3-15 所示。

表 3-15 2008～2013 年人均卫生费用统计表

| 年份 | 符号 | 人均卫生费用（元） | 绝对增长量 | | 发展速度（%） | | 增长速度（%） | |
|---|---|---|---|---|---|---|---|---|
| | | | 累计 | 逐年 | 定基比 | 环比 | 定基比 | 环比 |
| 2008 | $a_0$ | 1094.5 | — | — | 100.0 | 100.0 | — | — |
| 2009 | $a_1$ | 1314.3 | 219.8 | 219.8 | 120.1 | 120.1 | 20.1 | 20.1 |
| 2010 | $a_2$ | 1490.1 | 395.6 | 175.8 | 136.1 | 113.4 | 36.1 | 13.4 |
| 2011 | $a_3$ | 1807.0 | 712.5 | 316.9 | 165.1 | 121.3 | 65.1 | 21.3 |
| 2012 | $a_4$ | 2076.7 | 982.2 | 269.7 | 189.7 | 114.9 | 89.7 | 14.9 |
| 2013 | $a_5$ | 2327.4 | 1232.9 | 250.7 | 212.6 | 112.1 | 112.6 | 12.1 |

资料来源：中国卫生和计划生育统计年鉴 2014。

### （一）绝对增长量

绝对增长量反映观察事物在一定时期内增长量的绝对值，包括累计增长量和逐年增长量。两者的区别在于前者是报告期与基线期之差，后者是报告期与前一期之差。以表 3-15 为例，计算 2010 年累计增长量及逐年增长量：

$$\text{累计增长量}=a_2-a_0=1490.1-1094.5=395.6\ (\text{元})$$

$$\text{逐年增长量}=a_2-a_1=1490.1-1314.3=175.8\ (\text{元})$$

### （二）发展速度

发展速度反映观察事物在一定时期发展程度的相对比指标，包括定基比和环比发展速度。两者的区别在于前者是报告期与固定期的比值，后者是报告期与前一期的比值。以表 3-15 为例，计算 2010 年定基比发展速度和环比发展速度：

$$2010\text{年定基比发展速度}=\frac{a_2}{a_0}\times 100\%=136.1\%$$

$$2010\text{年环比发展速度}=\frac{a_2}{a_1}\times 100\%=113.4\%$$

表示 2010 年人均卫生费用是 2008 年的 1.36 倍，是 2009 年的 1.13 倍。

### （三）增长速度

增长速度反映观察事件在一定时期内增长程度的相对数指标，等于相应发展速度减去 100%，包括定基比增长速度和环比发展速度。以表 3-15 为例，计算 2010 年定基比增长速度和环比增长速度：

$$2010\text{ 年定基比增长速度}=136.1\%-100\%=36.1\%$$

$$2010\text{ 年环比增长速度}=113.4\%-100\%=13.4\%$$

表示 2010 年人均卫生费用较 2008 年增长 36.1%，较 2009 年增长 13.4%。

### （四）平均发展速度与平均增长速度

平均发展速度和平均增长速度反映观察事物在一定时期内的平均变化程度。前者是一定时期内各环比发展速度的几何均数；后者是前者减去 100%。以表 3-15 为例，计算 2013 年平均发展速度与平均增长速度：

$$2013\text{年平均发展速度}=\sqrt[n]{\frac{a_1}{a_0}\times\frac{a_2}{a_1}\times\cdots\times\frac{a_n}{a_{n-1}}}=\sqrt[n]{\frac{a_n}{a_0}}=\sqrt[5]{\frac{2327.4}{1094.5}}=116.3\%$$

$$2013\text{ 年平均增长速度}=2013\text{ 年平均发展速度}-100\%=16.3\%$$

动态数列不仅可以分析总结一定时期观察事物的变化规律，而且可以根据这一规律，即利用平均发展速度预测观察事物未来的发展趋势。以表 3-15 为例，预测 2017 年人均卫生费用。

2017 年在表 3-15 中相当于$a_9$，平均发展速度为 116.3%，则

$$1.163=\sqrt[9]{\frac{a_9}{a_0}}$$

$$a_9=a_0\times 1.163^9=4260.2\text{（元）}$$

## 四 医学常用相对数指标

在医疗卫生服务研究中，人口统计、疾病统计、生育统计等一系列生命统计指标用于反映人口数量分布与结构变动、疾病流行强度与分布规律等现象，为制订医疗卫生服务规划、掌握人群健康水平、评价疾病防治效果等提供科学依据。现介绍医学常用的几个相对数指标。

### （一）人口统计指标

1. 人口总数　是指一定区域范围内，某一特定时间的人口数量，是人口统计中最基本的指标，其统计方法有两种。

（1）惯例上一般采用年中（即 7 月 1 日 0 时）的人口数。

（2）由于人口数量是动态变化的，在实际应用中也可采用年平均人口数，即年初（1 月 1 日 0 时）和年末（12 月 31 日 24 时）的平均值。

2. 人口性别比　例 3-15 中为全人口性别比，常用指标还包括出生婴儿性别比等。需强调的是，性别比一般采用“男性人数：女性人数”，结果通常表达为 $n$：100。

3. 人口年龄构成　是指各年龄组人口数在全人口所占的比重分布，是影响人口再生产、社会经济发展的重要因素，其衡量指标包括老年人口系数、少年儿童人口系数、负担系数等，也可用人口金字塔反映人口年龄构成情况。

$$\text{负担系数}=\frac{\text{非劳动年龄人口数}}{\text{劳动年龄人口数}}\times 100\% \qquad (3\text{-}25)$$

式（3-25）中，非劳动年龄人口包括老年人（65 岁及以上）和少年儿童（14 岁及以下），劳动年龄人口是指 15～64 岁的人口。

**【例 3-18】**　2016 年某市统计公报数据显示，该市 2016 年年末人口数 858 万，较上一年末增加 7 万；其中男性居民 437.2 万，女性居民 420.8 万；14 岁及以下人口 164.8 万；15～64 岁人口 631.9 万；65 岁及以上 61.3 万。则

人口总数=[858+（858−7）]/2=854.5（万）

人口性别比=437.2/420.8=104：100

老年人口系数=61.3/858×100%=7.14%

少年儿童人口系数=164.8/858×100%=19.21%

负担系数=（164.8+61.3）/631.9×100%=35.78%

**链接**

人口金字塔是将人口数量按不同性别及年龄分组汇总，并以塔状条形图描述，既形象反映区域当前人口年龄及性别构成情况，也可反映人口今后可能的趋势变化。根据塔形的不同，人口金字塔分为年轻型（上窄下宽）、成年型（上下宽度基本一致）和年老型（上宽下窄）。

（二）疾病统计

1. 发病率 指一定时期（一般以年为单位）、范围及人群中，某病新发病例的发生频率，可用于探索疾病危险因素、评价疾病防治效果，计算公式为

$$发病率=\frac{一定时期内某病的新发病例数}{同时期暴露人口数}\times K \tag{3-26}$$

式（3-26）中，新发病例数以观察时间内的发病次数计算，即一个人观察期内重复发病 $n$ 次，病例数计 $n$ 个；暴露人口数即可能发生某病的可能人数，理论应排除有免疫力人群、已患病人群等，实际多以同期平均人口数代替。

2. 患病率 又称现患率，是指在一定时期内被检查人群中患有某病的频率，计算公式为

$$患病率=\frac{一定时期内某病的新旧病例数}{同期人口数}\times K \tag{3-27}$$

3. 死亡率 是指一定时期内（通常以年为单位），某地因各种原因死亡总人数与该地平均人口数的比值，又称粗死亡率，反映地区居民死亡水平，计算公式为

$$死亡率=\frac{一定时期内死亡总数}{同期人口数}\times K \tag{3-28}$$

实际应用时，往往分不同年龄、不同死因等进行分析，这种情况计算所得死亡率称为死亡专率，常用的死亡专率如婴儿死亡率、某病死亡率。

$$婴儿死亡率=\frac{出生后不满周岁的死亡人数}{同期活产数}\times 1000‰ \tag{3-29}$$

$$某病死亡率=\frac{一定时期内因某种疾病死亡的人数}{同期人口数}\times K \tag{3-30}$$

4. 生存率 指接受某种治疗的患者经随访满 $n$ 年后仍存活的人数占随访总数的比例，又称存活率，常用于慢性疾病的远期疗效评价或预后评估，计算公式为

$$生存率=\frac{随访满n年后尚存活的病例数}{随访的病例总数}\times 100\% \tag{3-31}$$

式（3-31）中 $n$ 常用 1、3、5 年，计算所得称为一年生存率、三年生存率及五年生存率。

5. 病死率 是指因某种疾病死亡的人数占同期该病患者总数的比例，用于反映疾病的预后和严重程度，也可用于不同医疗机构医疗水平的比较，其计算公式为

$$病死率=\frac{一定时期内因某病死亡的人数}{同期患该病人数}\times 100\%$$

在使用病死率指标时应注意两点，①某病病死率反映疾病严重程度，而前述的某病死亡率反映疾病的人群危害程度，应注意区分；②应用病死率评价医疗水平时，应注意不同医疗机构的可比性。

**【例 3-19】** 某地 2016 年初人口数为 1 000 250，年末为 999 750。该地原有冠心病患者 9500 人，当年新发现冠心病患者 500 人，因冠心病死亡 50 人。计算冠心病 2016 年发病率（万/万）、患病率、死亡率（10 万/10 万）及病死率。

$$2016年冠心病发病率=\frac{500}{(1\,000\,250+999\,750)/2}\times 10\,000/万=5/万$$

$$2016年冠心病患病率=\frac{500+9500}{(1\,000\,250+999\,750)/2}\times 100\%=1\%$$

$$2016年冠心病死亡率=\frac{50}{(1\,000\,250+999\,750)/2}\times 100\,000/10万=5/10万$$

$$2016年冠心病病死率=\frac{50}{(500+9500)}\times 100\%=0.5\%$$

（三）生育统计

1. 出生率　某地某年每千人口的出生数（活产数），又称粗出生率，其计算公式为

$$出生率=\frac{某年活产数}{同年人口数}\times 1000‰ \tag{3-32}$$

2. 生育率　某地某年每千育龄妇女（15～49岁）的出生数（活产数），其计算公式为

$$生育率=\frac{某年活产数}{同年15\sim49岁育龄妇女数}\times 1000‰ \tag{3-33}$$

（王翠玲　魏东红）

## 目标检测

### 单项选择题

**$A_1/A_2$ 型题**

1. 某医院出院患者中胃癌患者占总数的5%，则5%为（　　）
   A. 患病率　B. 构成比　C. 相对比　D. 发病率　E. 以上均错
2. 正态分布曲线，当均数固定时，标准差变小，则（　　）
   A. 曲线左移　B. 曲线右移　C. 曲线变瘦　D. 曲线变胖　E. 以上均错
3. 下列关于标准化率的说法错误的是（　　）
   A. 标准化率不反映实际情况
   B. 标准化率会随标准不同变化
   C. 标准化率反映相对水平
   D. 比较标准化率时仍需进行假设检验
   E. 标准改变，标准化率变化，两者相对大小关系也改变
4. 欲比较某人群血糖与血压的离散程度，宜用（　　）
   A. 标准差　B. 四分位数间距　C. 极差　D. 变异系数　E. 方差
5. 运用均数结合标准差可全面描述（　　）
   A. 对称分布　B. 正态分布　C. 正偏态分布　D. 负偏态分布　E. 任意分布

**$A_3/A_4$ 型题**

（6～9题共用题干）

某医院95名新生儿出生体重（kg）分布如下

| 体重（kg） | 2.2～ | 2.5～ | 2.8～ | 3.1～ | 3.4～ | 3.7～ | 4.0～4.3 | 合计 |
|---|---|---|---|---|---|---|---|---|
| 频数 | 2 | 8 | 18 | 27 | 20 | 15 | 5 | 95 |

6. 由频数资料可判断该数据呈（　　）
   A. 对称分布　B. 正态分布　C. 正偏态分布　D. 负偏态分布　E. 分布不明
7. 现有一新生儿体重为3.4kg，则该体重应归纳于（　　）组段。
   A. 3.1～　B. 3.4～　C. 3.7～　D. 2.8～　E. 以上均错
8. 欲描述该资料的平均水平，宜选择（　　）
   A. 算术均数　B. 中位数　C. 几何均数　D. 标准差　E. 极差
9. 欲估计新生儿出生正常体重，宜选择（　　）
   A. $\bar{x}\pm1.96s$　B. $<\bar{x}+1.64s$　C. $P_{2.5}\sim P_{97.5}$　D. $>P_5$　E. $>\bar{x}-1.64s$

（10～13 题共用题干、共用选项）

2015 年某地恶性肿瘤患者 10 000 人，其中胃癌患者 1500 人。当年恶性肿瘤死亡 1000 人，其中胃癌患者 600 人。

A. 60%　B. 10%　C. 40%
D. 15%　E 无法计算

10. 2015 年恶性肿瘤死亡率为（　　）
11. 2015 年胃癌病死率为（　　）
12. 2015 年胃癌患病率为（　　）
13. 2015 年恶性肿瘤患者中，胃癌患者构成比为（　　）

（14～16 题共用题干）

若案例 3-1 中 256 名常住居民年龄的频数分布表整理如下

| 年龄（岁） | 0～ | 10～ | 20～ | 30～ | 40～ | 50～ | 60～ | 70～ | 80～90 |
|---|---|---|---|---|---|---|---|---|---|
| 频数 | 19 | 24 | 28 | 33 | 39 | 44 | 38 | 22 | 9 |

14. 该频数表的组距为（　　）
A. 10　B. 90　C. 40　D. 45
15. 20～组段的取值范围为（　　）
A.（20，30）　B. [20，30）
C.（20，30]　D. [20，30]
16. 该组数据服从（　　）
A. 偏态分布　B. 正态分布
C. 对称分布　D. 分布不明

（17～18 题共用题干）

某地中小学生常规体检中 100 名 6 岁儿童胸围（cm）如下所示

| 组段（cm） | 49.0～ | 50.5～ | 52.0～ | 53.5～ | 55.0～ | 56.5～ | 58.0～59.5 |
|---|---|---|---|---|---|---|---|
| 频数 | 5 | 9 | 16 | 19 | 25 | 19 | 7 |

17. 欲描述该组儿童胸围的平均水平宜选用（　　）
A. 算术均数　B. 中位数
C. 几何均数　D. 标准差
18. 欲估计该组儿童胸围 95%参考值范围，宜选用________估计式。
A. 正态分布法，双侧
B. 正态分布法，单侧上限
C. 百分位数法，双侧
D. 百分位数法，单侧下限

# 第4章　抽样误差与参数估计

**● 案例4-1**

小黄近日测量所在社区256名常住居民的空腹血糖值（mmol/L），均数为5.10，标准差为0.71。

**问题：** 1. 小黄能确保下次测量时，社区居民空腹血糖均数仍为5.10mmol/L吗？

2. 能说明该地区所有居民的空腹血糖是5.10mmol/L吗？

在医学研究过程中，研究者想对某一目标总体进行研究，但考虑到人力、物力、财力、时间和可行性等限制，研究者往往通过随机抽取足够量的样本来进行研究，通过样本的信息（统计量）来推断总体的特征（参数）。在抽样研究中，若从同一总体中随机抽取样本含量相同的若干个样本，并计算出某种样本统计量（如样本均数或样本率），由于生物间的个体变异的存在，通过所抽取的样本推断总体时会产生一定的误差，如两次抽样的样本均数（阳性率）不等，或者样本均数（阳性率）也不等于总体均数（阳性率）。这种由于个体的变异、随机抽样产生的样本统计量之间及样本统计量与总体参数之间的不同，称为抽样误差。抽样误差是客观存在的，是不可避免的。

## 第1节　均数与率的抽样误差

由于总体中各观察单位间存在在个体变异，抽样研究中抽取的样本，只包含总体的一部分观察单位，因而样本指标不一定恰好等于相应的总体指标。前面已经提到，统计的任务之一就是通过对样本的分析研究，搜集整理推断出总体所具有的特性来，而样本指标值是我们可以获得的数据，若样本指标与总体指标之间的差异规律我们能找到，则总体指标值便可由样本指标与抽样误差的某种数量组合推算而得到，因此，由样本指标推断总体指标时，抽样误差扮演了一个不可缺少的重要角色。

### 一　均数的抽样误差

假定某年某地所有13岁女学生身高服从总体均数$\mu$=155.4cm、总体标准差$\sigma$=5.3cm的正态分布$N(\mu, \sigma^2)$。该地每一个13岁女学生都有一个身高测量值，我们将她们每个人的身高测量值（cm）都录入计算机，存在数据库里作为一个有限总体。然后通过计算机在这样一个有限的总体中作随机抽样，共抽100次。每次均抽取30例（$n_i=30$）组成一份样本，可以算出每一份样本的平均身高。

我们发现，每次抽样得到的身高样本均数都不会完全相同，但很接近；也不是恰好都等于总体均数，但也很接近。这种由抽样造成的样本均数与总体均数的差别或样本均数之间的差别就是均数的抽样误差。

个体变异和抽样研究是产生抽样误差的两个前提条件，因此，抽样误差的大小与总体中个体变异的程度和抽样时的样本含量大小两个因素有关。个体间的变异越大，抽样误差越大；反之，个体间的变异越小，抽样误差越小。抽样的样本量越大，抽样误差越小，原因是能够包含的总体越多。由此可见，抽样误差是不可避免的，但是是可以认识、可以计算的。

统计学上用标准误表示抽样误差的大小，以符号 $\sigma_{\bar{x}}$ 表示，它反映了样本均数的离散程度，也反映了样本均数与相应总体均数间的差异，因而说明了均数抽样误差的大小，$\sigma_{\bar{x}}$ 大，抽样误差大；$\sigma_{\bar{x}}$ 小，抽样误差小（表 4-1）。

$$\sigma_{\bar{x}} = \frac{\sigma}{\sqrt{n}} \tag{4-1}$$

由式（4-1）可知，$\sigma_{\bar{x}}$ 的大小与 σ 成正比，与样本含量 $n$ 的平方根成反比。即可通过增加样本含量 $n$ 来减少均数的标准误，从而降低抽样误差。由于实际工作中，$\sigma$ 往往是未知的，可用样本标准差 $s$ 作为 $\sigma$ 的估计值，计算标准误的估计值 $s_{\bar{x}}$。

$$s_{\bar{x}} = \frac{s}{\sqrt{n}} \tag{4-2}$$

**【例 4-1】** 某社区 256 名常住居民空腹血糖（mmol/L）均数为 5.10，标准差为 0.71。标准误是多少？

$$s_{\bar{x}} = \frac{s}{\sqrt{n}} = \frac{0.71}{\sqrt{256}} = 0.044\text{（mmol/L）}$$

**表 4-1 标准差与标准误的区别**

| | 标准差 | 标准误 |
|---|---|---|
| 含义 | 描述正态分布资料的离散趋势，反映个体变量值的变异程度 | 描述均数的抽样误差，反映样本均数对总体均数的代表性 |
| 计算公式 | 总体标准差 $\sigma$ | 理论值 $\sigma_{\bar{x}} = \frac{\sigma}{\sqrt{n}}$ |
| | 样本标准差 $s = \sqrt{\frac{\sum x^2 - (\sum x)^2 / n}{n-1}}$ | 估计值 $s_{\bar{x}} = \frac{s}{\sqrt{n}}$ |
| 与样本含量的关系 | 样本量越大，样本标准差越稳定，越接近总体标准差，即 $s \to \sigma$ | 样本量越大，标准误越小，当 $n \to \infty$ 时，$\sigma_{\bar{x}}$（或 $s_{\bar{x}}$）$\to 0$ |
| 用途 | 用于描述性分析：<br>描述离散趋势<br>计算变异系数<br>估计频数分布<br>确定医学参考值范围<br>用于计算标准误 | 用于反映抽样误差大小<br>用于统计推断：<br>估计总体均数的可信区间<br>假设检验 |

## 二 率的抽样误差

从同一研究总体中，随机抽取 $n$ 个观察单位组成的一组样本计算得到的样本率 $p$，不一定与总体率 $\pi$ 完全相同。这种由抽样而引起的样本率与样本率或样本率与总体率之间的差别，称为率的抽样误差。率的抽样误差大小可用率的标准误来表示，计算公式如下：

$$\sigma_p = \sqrt{\frac{\pi(1-\pi)}{n}} \tag{4-3}$$

式（4-3）中，$\sigma_p$ 为率的标准误，$\pi$ 为总体阳性率，$n$ 为样本含量。因为实际工作中很难知道总体阳性率 $\pi$，故一般采用样本率 $p$ 来代替，而上式就变为

$$s_p = \sqrt{\frac{p(1-p)}{n}} \tag{4-4}$$

**【例 4-2】** 某地随机抽查了 428 名 6 岁儿童，检查得龋齿患病率为 68.5%，试计算该地 6 岁儿童龋齿患病率的标准误。

$$n=428,\quad p=68.50\%=0.685\,0$$

$$s_p = \sqrt{\frac{p(1-p)}{n}} = \sqrt{\frac{0.685\,0(1-0.6850)}{428}} = 0.022\,5$$

故该地 6 岁儿童龋齿患病率标准误为 2.25%。

率的标准误（$s_p$）是描述率的抽样误差大小的指标。$s_p$ 小，说明抽样误差小，表示样本率与总体率接近，用样本率代表总体率的可靠性大；反之，$s_p$ 大，说明抽样误差大，表示样本率与总体率相距较远，用样本率代表总体率的可靠性小。

# 第 2 节　*t* 值与 *t* 分布

1. *t* 分布　正如第二章正态分布所讲，当某一随机变量 $x$ 服从总体均数为 $\mu$、标准差为 $\sigma$ 的正态分布 $N(\mu,\ \sigma^2)$ 时，则 $\frac{x-\mu}{\sigma}$ 服从标准正态分布 $N(0,\ 1)$，即 $Z$ 分布。根据抽样分布理论，若从正态分布 $N(\mu,\ \sigma^2)$ 中，随机抽样并算得多个样本均数 $\bar{x}$，它们也服从总体均数为 $\mu$、总体标准差为 $\sigma_{\bar{x}}$ 的正态分布 $N(\mu,\ \sigma^{\frac{2}{x}})$，则 $\frac{\bar{x}-\mu}{\sigma_{\bar{x}}}$ 服从标准正态分布 $N(0,\ 1)$，即 $Z$ 分布。

在实际工作中，由于样本量较少，或者 $\sigma_{\bar{x}}$ 未知，常用 $s_{\bar{x}}$ 代替 $\sigma_{\bar{x}}$，则 $\frac{\bar{x}-\mu}{s_{\bar{x}}}$ 不再服从 $Z$ 分布了，而是服从以 $t$ 值为代表的 $t$ 分布。

2. *t* 值

$$t = \frac{|\bar{x}-\mu|}{s_{\bar{x}}} \tag{4-5}$$

3. *t* 分布的特征

（1）以 0 为中心，左右对称的单峰分布的一簇曲线。

（2）$t$ 分布曲线（图 4-1）形态变化与自由度的大小有关。自由度（$v=n-1$）越小，$t$ 值越分散，曲线越低平；自由度逐渐增大时，则分布逐渐逼近正态分布（标准正态分布）。此时，$t$ 分布即为 $Z$ 分布。

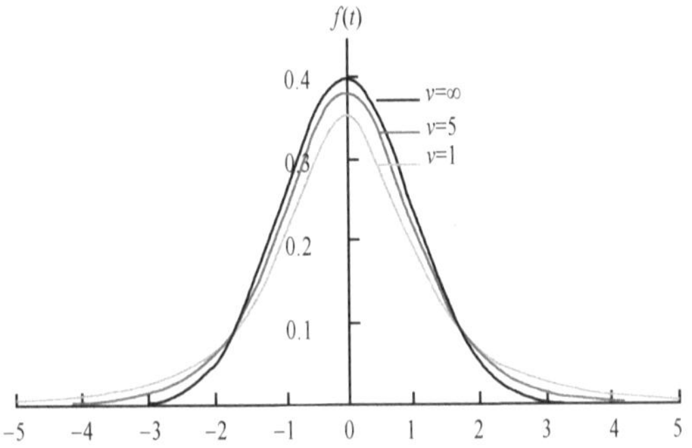

图 4-1　t 分布曲线

4. $t$ 分布曲线与横轴间的面积有规律

（1）两侧外部面积为 5%及 1%的界限的 $t$ 值常用 $t_{0.05,\ \nu}$、$t_{0.01,\ \nu}$ 表示。其他 $t$ 值见附表 2。

（2）自由度趋于∞时，$t$ 分布趋向于均数为 0、标准差为 1 的标准正态分布。$t$ 值与 $P$ 值呈反向关系：$t$ 越大，则 $P$ 越小；反之亦然。若$|t|\geqslant t_{0.05,\ \nu}$，则 $P\leqslant 0.05$。

# 第 3 节　总体均数与总体率的估计

## 一　总体均数的估计

用样本指标估计总体指标称为参数估计，是统计推断的一个重要方面。总体均数的估计有两种方法。一是直接用样本统计量 $\bar{x}$ 、$s$ 估计总体参数 $\mu$ 、$\sigma$，称为点值估计。由于抽样误差的客观存在，此法很难估计准确，因而常用区间估计的方法，即按一定的概率 100（$1-\alpha$）% 估计总体均数所在的范围（亦称可信区间，CI）。常取的可信度 100（$1-\alpha$）%为 95%和 99%，即 95%可信区间和 99%可信区间。

95%可信区间的理解：

（1）所要估计的总体参数有 95%的可能在我们所估计的可信区间内。

（2）从正态总体中随机抽取 100 个样本，可算得 100 个样本的均数和标准差，也可算得 100 个均数的可信区间，平均约有 95 个可信区间包含了总体均数。

（3）但在实际工作中，只能根据一次试验结果估计可信区间，我们就认为该区间包含了总体均数 $\mu$。

计算方法有两种，可依据资料的条件选定：

1. 当样本量较少时（$n<40$），用 $t$ 值法。

95%的可信区间（CI）为

$$\left(\bar{x}-t_{\frac{0.05}{2},\nu}\, s_{\bar{x}},\ \bar{x}+t_{\frac{0.05}{2},\nu}\, s_{\bar{x}}\right) \tag{4-6}$$

99%的可信区间（CI）为

$$\left(\bar{x}-t_{\frac{0.01}{2},\nu}\, s_{\bar{x}},\ \bar{x}+t_{\frac{0.01}{2},\nu}\, s_{\bar{x}}\right) \tag{4-7}$$

式中　$t_{\frac{0.05}{2},\nu}$，$t_{\frac{0.01}{2},\nu}$ 可从附表 2 中查到。

**【例 4-3】**　随机抽取某地 9 名健康成年男性，测得红细胞平均数为 4.68（$10^{12}$/L），标准差为 0.57（$10^{12}$/L），试估计该地健康成年男性红细胞总体均数。

查阅 $t$ 界值表（附表 2）$t_{\frac{0.05}{2},8}=2.306$，$t_{\frac{0.01}{2},8}=3.355$

该地健康成年男性红细胞总体均数的 95%可信区间为

$$4.68 \pm 2.306 \times 0.57/\sqrt{9} \quad 即\ 4.242 \sim 5.118\ (10^{12}/L)$$

该地健康成年男性红细胞总体均数的 99%可信区间为

$$4.68 \pm 3.355 \times 0.57/\sqrt{9} \quad 即\ 4.043 \sim 5.317\ (10^{12}/L)$$

2. 当资料为大样本时，$t$ 分布逼近正态分布，按正态分布原理，可如下估计可信区间。

95%的可信区间为

$$(\bar{x}-1.96s_{\bar{x}}, \bar{x}+1.96s_{\bar{x}}) \tag{4-8}$$

99%的可信区间为

$$(\bar{x}-2.58s_{\bar{x}}, \bar{x}+2.58s_{\bar{x}}) \tag{4-9}$$

**案例 4-1 解析**

1. 因为抽样误差的存在，不能保证下次测量时该社区居民空腹血糖均数仍为 5.10mmol/L，但应该与这个数字接近。

2. 需要进行参数估计，$n$=256，是大样本，按如下方法进行估计：

$$s_{\bar{x}} = \frac{s}{\sqrt{n}} = \frac{0.71}{\sqrt{256}} = 0.044\text{mmol/L}$$

95%CI 为（5.10−1.96×0.044，5.10+1.96×0.044），即（5.01，5.19）

99%CI 为（5.10−2.58×0.044，5.10+2.58×0.044），即（4.99，5.21）

可信区间估计要注意两个要素：

（1）准确度：用可信度或把握度 $1-\alpha$ 表示，即区间包含总体均数 $\mu$ 的理论概率大小。当然它越接近 1 越好，如 99%的可信区间比 95%的可信区间要好。

（2）精确度：反映在区间的宽度上。区间越窄越好，如 95%的可信区间比 99%的可信区间要好，当 $n$ 确定时，上述两者互相矛盾。提高准确度（可信度），则精确度降低（可信区间会变宽），势必降低可信区间的实际应用价值，故不能笼统地认为 99%可信区间比 95%可信区间要好。在实际应用中，95%可信区间更为常用。在可信度确定的情况下，增加样本含量可减小区间宽度，提高精确度。

## 二 总体率的可信区间

由于样本率与总体率之间存在着抽样误差，所以根据样本率及标准误，可以估计总体率所在的范围，即总体率的可信区间。根据样本含量 $n$ 和样本率 $p$ 的大小不同，可分别采用下述两种方法。

1. 正态近似法　当样本含量足够大（如 $n>50$），且样本率 $p$ 和（$1-p$）均不太小，如 $np$ 和 $n(1-p)$ 均≥5 时，样本率的分布近似正态分布，则总体率的可信区间按下列公式估计。

$$总体率的\ 95\%可信区间为\ (p-1.96s_p, p+1.96s_p) \tag{4-10}$$

$$总体率的\ 99\%可信区间为\ (p-2.58s_p,\ p+2.58s_p) \tag{4-11}$$

**【例 4-4】**　如例 4-2 总体率的 95%可信区间为

$$68.5\% \pm 1.96 \times 2.25\%。\quad 得\ 64.09\% \sim 72.91\%$$

总体率的 99%可信区间为

$$68.5\%\pm2.58\times2.25\%。\quad 得\ 62.69\%\sim74.31\%$$

2. 查表法　当样本含量 $n$ 较小（如 $n\leqslant50$），且 $p$ 很接近于 0 或 1 时，按二项分布原理估计总体率的可信区间。可查附表 3“百分率的可信区间”，求得总体率的可信区间。

**【例 4-5】**　某医师用中药配方治疗 25 名膀胱结石患者，其中 4 人近期有效，试问该法近期有效率的 95%和 99%可信区间各为多少？

查附表 3“百分率的可信区间”，在 $n=25$ 和 $x=4$ 的相交处，得该法近期有效率的 95%可信区间为 5%～36%，99%可信区间为 3%～42%。

附表 3 中 $x$ 值只列出 $x\leqslant\frac{n}{2}$ 部分，当 $x>\frac{n}{2}$ 时不能在表中查到，应以 $n-x$ 值查表，然后从 100 中减去查得的数值，即为所求的可信区间。

（贾　芳　黎逢保）

## 目标检测

### 单项选择题

**$A_1$ 型题**

1. 测得某地区 100 名健康成年男子的血红蛋白值，算得均数为 135g/L，标准差为 7g/L，如按 95%概率估计该地所有健康成年男子的血红蛋白均数所在的范围，宜选用的主要计算公式是（　　）

A. $\bar{x}\pm1.96s$　　B. $\bar{x}\pm1.96s$
C. $\bar{x}\pm2.58s$　　D. $\bar{x}-1.645s$
E. $\bar{x}+1.645s$

2. 已知某地 25 岁正常成年男性的平均收缩压为 113.0mmHg，从该地随机抽取 20 名 25 岁正常成年男性，测得其平均收缩压为 119.0mmHg。119.0mmHg 与 113.0mmHg 不同，主要原因是（　　）

A. 样本例数太少　　B. 抽样误差
C. 总体均数不同　　D. 系统误差
E. 样本均数不可比

3. 从上题的同一个地区中再随机抽取 20 名 8 岁正常男孩，测得其平均收缩压为 90.0mmHg，标准差为 9.8mmHg。90.0mmHg 与 113.0mmHg 不同，主要原因是（　　）

A. 样本例数太少　　B. 抽样误差
C. 总体均数不同　　D. 系统误差
E. 样本均数不可比

4. 用上题的样本，估计该地 8 岁正常男孩的平均收缩压的 95%置信区间为（　　）

A. $113.0\pm t_{\frac{0.05}{2},19}\times9.8$
B. $90.0\pm1.96\times9.8$
C. $90\pm t_{\frac{0.05}{2},19}\times\frac{9.8}{\sqrt{20}}$
D. $90.0\pm1.96\times9.8/\sqrt{120}$
E. $90\pm t_{\frac{0.05}{2},19}\times9.8$

5. 某地成年男子红细胞数普查结果：均数为 $4.8\times10^{12}$/L，标准差为 $0.41\times10^{12}$/L，那么标准差反映的是（　　）

A. 抽样误差　　B. 总体均数不同
C. 随机误差　　D. 个体差异
E. 以上均不正确

6. 某地成年男子红细胞普查结果：均数为 $4.8\times10^{12}$/L，标准差为 $0.41\times10^{12}$/L，随机抽取 10 名男子，测得红细胞均数为 $4.0\times10^{12}$/L，标准误为 $0.5\times10^{12}$/L，那么标准误反映的是（　　）

A. 抽样误差　　B. 总体均数不同
C. 随机误差　　D. 个体差异
E. 以上均不正确

7. $s_{\bar{x}}$ 表示（　　）

A. 总体均数
B. 样本均数的标准差

C. 总体均数离散程度
D. 变量值的离散程度
E. 变量值的可靠程度

8. 表示均数抽样误差大小的统计指标是（　　）
A. 标准差　　B. 方差
C. 均数的标准误　　D. 变异系数
E. 率的标准误

9. 要减小抽样误差，通常的做法是（　　）
A. 适当增加样本例数
B. 将个体变异控制在一个范围内
C. 严格挑选观察对象
D. 增加抽样次数
E. 减小系统误差

10. 关于 $t$ 分布的图形，下述选项错误的是（　　）
A. 当 $v$ 趋于无穷大时，标准正态分布是 $t$ 分布的特例
B. 当 $v$ 逐渐增大，$t$ 分布逐渐逼近标准正态分布
C. $v$ 越小，$t$ 分布的尾部越高
D. $t$ 分布是一条以 0 为中心左右对称的曲线
E. $t$ 分布是一簇曲线，故临界值因自由度的不同而不同

11. 为了解某城市女婴出生体重的情况，随机得到该市区 120 名新生女婴的平均出生体重为 3.10kg，标准差为 0.50kg；其中有 10 名新生女婴的出生体重低于 2.5kg。用算式 $3.10\pm1.96\times0.50/\sqrt{120}$ 计算得到的区间，可以解释为（　　）
A. 该市 95%的女婴出生体重在此范围内
B. 该市 95%的女婴平均出生体重在此范围内
C. 该市女婴出生体重在此范围内的可能性为 95%
D. 95%的可能性认为此范围包含了该市女婴的出生体重
E. 此范围包含该市女婴平均出生体重，但可信的程度为 95%

# 第5章　均数的假设检验

在抽样研究中，由于存在抽样误差，对参数未知的总体，可以根据样本统计量对其所来自总体的参数进行统计推断——区间估计。另外，抽样研究还经常用于比较两个或几个总体的参数是否相同，分别从这些总体中抽取样本，计算样本的统计量，但由于抽样误差的存在，样本统计量与总体参数并不恰好相同，因此不能根据样本统计量是否相同判断总体参数是否相同，必须进行统计推断，借此比较总体参数是否相同。这里所用的统计推断的方法就是假设检验。

**● 案例 5-1**

医生在某山区随机测量了 25 名健康成年男子的脉搏，平均次数为 74.2 次/分，标准差为 5.2 次/分，但是根据医学常识，一般男子的平均脉搏次数为 72 次/分。

**问题**：该山区男子脉搏数与一般男子是否不同？

## 第1节　假设检验概述

### 一　假设检验的基本思想

由于存在抽样误差，总体参数与样本统计量并不恰好相同，因此根据样本统计量判断总体参数是否相同是一件很困难的事情。

案例 5-1 中，造成该山区健康成年男子与一般男子脉搏差异的原因有两种可能：①该山区健康成年男子与一般健康成年男子的脉搏相同（$\mu=\mu_0$），即差异仅由于抽样误差所致；②由于环境条件的影响，该山区健康成年男子的脉搏确实高于一般健康成年男子（$\mu\neq\mu_0$）。那么究竟是由哪种原因造成的呢？我们可以通过假设检验来进行统计推断。假设检验是医学统计学的一个极其重要的理论，具有独特的逻辑，它是利用反证法和小概率事件原理来探讨样本均数 $\bar{x}$ 与已知总体均数 $\mu$ 的差别由抽样误差造成的可能性有多大，从而做出总体参数是否相同的推断。

假设检验亦称显著性检验，是统计推断的另一个重要方面，先假设样本对应的总体参数与已知总体参数相等，即进行检验假设，然后根据统计量的分布规律计算出检验统计量，再根据计算出来的检验统计量确定其概率 $P$ 值，最后根据 $P$ 值判断样本信息是否支持原假设，并对假设做出取舍决定，从而做出最终统计推断。

现在，一般男子总体的脉搏均数（$\mu_0$）已知，而山区成年男子总体均数和标准差均为未知数，不妨分别以 $\mu$、$\sigma$ 表示，但现在有一个来自山区总体的样本均数。如果我们假设该山区男子的脉搏数与一般地区的男子相同，即属于同一总体，即：$\mu=\mu_0=72$ 次/分，所测量的 25 名男子的平均脉搏数（样本均数）之所以不恰好等于 72 次/分，是由于抽样误差所致。

如果上述假设成立，则理论上讲，样本均数很可能在总体均数（$\mu_0=72$）的附近，样本均数远离总体均数的可能性很小。如果将样本均数变换为 $t$ 值，则 $t$ 值很可能在 0 的附近，$t$ 值远离 0 的可能性很小，说明 25 名山区男子所代表的总体脉搏数与一般男子没有不同，应该接受上述假设。相反，如果 $t$ 值很大，说明 25 名山区男子所代表的总体脉搏数与一般男子可能确实不同，上述假设可能不正确，可拒绝上述假设。

因此，假设检验就是依据样本提供的信息，对样本所代表的总体是否与特定总体相等做出推断性结论的决策过程。假设检验的基本思想包括小概率事件思想和反证法思想，即在总体参数相等这一假设成立的前提下，计算出获得现在样本的概率 $P$ 值，如果 $P$ 值很小，小于事先规定的一个界值（如 0.05），出现了小概率事件，则推断假设是假的，结论就是拒绝无效假设“总体参数相同”，认为“总体参数不同”，如果 $P$ 值大于事先规定的界值，不是小概率事件，则认为假设是真的，就不能拒绝这个假设，尚不能认为总体参数间不同。

## 二 假设检验的一般步骤

1. 建立假设，确定检验方向和检验水准。

假设有两种：一是无效假设或称零假设，用 $H_0$ 表示，其含义是目前的差异是由抽样误差引起的，样本来自同一总体，即其总体参数相等，它是假设检验需要检验的假设；二是备择假设，用 $H_1$ 表示，其含义是目前的差异不是抽样误差所致，而是两者存在本质不同。$H_0$ 和 $H_1$ 都是根据统计推断的目的提出的对总体特征的假设，是相互联系且对立的一对假设。将样本对应的总体均数记为 $\mu$，已知的总体均数记为 $\mu_0$，则两个假设可简单地表示为

$H_0$：$\mu=\mu_0$

$H_1$：$\mu\neq\mu_0$

检验方向是指单侧检验还是双侧检验，当根据专业知识已知两总体的参数中甲肯定不会小于乙，或甲肯定不会大于乙时，可考虑用单侧检验，否则宜用双侧检验。

检验水准是判断结果所用的概率标准，常用 $\alpha$ 表示，习惯上常用的检验水准为 $\alpha=0.05$。

2. 在 $H_0$ 成立的前提下，选择检验方法，计算检验统计量。

资料类型的不同、实验设计的类型不同、变量的分布类型不同、研究目的不同，都决定着选择何种检验方法。因此需选择合适的检验方法并计算相应的检验统计量。检验统计量是衡量样本与已知总体间的差别或偏离程度的一个统计指标。不同的检验方法都有相应的公式计算检验统计量。

3. 确定 $P$ 值。

根据计算的检验统计量，查阅相应的统计表，确定 $P$ 值。$P$ 值的含义是指在 $H_0$ 所规定的总体中随机抽样，获得等于及大于（或等于及小于）现有样本统计量的概率。

4. 判断结果。

以 $P$ 值与检验水准 $\alpha$ 比较做出统计推断，若 $P\leqslant\alpha$，则拒绝 $H_0$，接受 $H_1$；若 $P>\alpha$，则不拒绝 $H_0$，然后结合所分析问题的具体背景给出专业推断结论。

# 第 2 节　*t* 检验与 *u* 检验

$t$ 检验（$t$-test）是较常用的两均数比较的假设检验方法，其应用条件：$\sigma$ 未知且 $n$ 较小时，要求样本来自正态分布总体；两样本均数比较时，还要求两样本所属总体的方差相等。但在实

际工作中，与上述条件略有偏离时也可应用。当 $\sigma$ 未知但 $n$ 足够大（如 $n>100$）或 $\sigma$ 已知时，用 $u$ 检验。

## 一 样本均数与总体均数的比较

其分析目的是推断样本所代表的未知总体均数 $\mu$ 与已知总体均数 $\mu_0$ 有无差别。计算公式为

$$t=\frac{\left|\bar{x}-\mu_0\right|}{s_{\bar{x}}}=\frac{\left|\bar{x}-\mu_0\right|}{s/\sqrt{n}} \tag{5-1}$$

$$v=n-1 \tag{5-2}$$

如果样本含量足够大，可将样本均数转化为 $u$ 值

$$u=\frac{\left|\bar{x}-\mu_0\right|}{s/\sqrt{n}} \tag{5-3}$$

**【例 5-1】** 大样本研究显示，汉族正常男性环指长度的均数为 10.1cm。某医生测量了某地少数民族 20 名正常成年男性环指长度（cm），资料如下：10.05，10.23，10.49，10.00，9.89，10.15，9.52，10.33，10.16，10.37，10.11，10.27，10.52，10.38，10.42，10.22，10.24，10.41，10.17，10.45。问该地区少数民族正常成年男性环指长度是否大于一般汉族成年男性?

分析：例 5-1 中，某地少数民族男性 20 名是一个随机样本，而汉族正常男性的环指长度是已知总体，因此应采用单样本均数与已知总体均数比较的 $t$ 检验，但例 5-1 中问题是该地区少数民族正常成年男性环指长度是否大于一般汉族成年男性，因此应采取单侧检验。

1. 建立检验假设，确定检验方向和检验水准。

$H_0$：$\mu=\mu_0$，该地区少数民族正常成年男性环指长度与一般汉族成年男性相等。

$H_1$：$\mu>\mu_0$，该地区少数民族正常成年男性环指长度大于一般汉族成年男性。

单侧 $\alpha=0.05$。

2. 在 $H_0$ 成立的前提下，计算检验统计量 $t$ 值。

$n=20$，先计算：$\bar{x}=10.219$（cm），$s=0.236$（cm）

$$t=\frac{\bar{x}-\mu_0}{s/\sqrt{n}}=\frac{10.219-10.1}{0.236/\sqrt{20}}=2.259$$

$$v=n-1=20-1=19$$

3. 确定 $P$ 值。

以 $v=19$，查 $t$ 界值表（附表 2），单侧 0.05 对应的 $t_{0.05,\ 19}=1.729$。

$2.259>1.729$，所以 $P<0.05$。

4. 判断结果。

因为 $P<0.05$，故按 $\alpha=0.05$ 水准，拒绝 $H_0$，接受 $H_1$，差异有统计学意义，可以认为该地区少数民族正常成年男性环指长度大于一般汉族成年男性。

**案例 5-1 解析** 需要通过假设检验后回答。

假设：

$H_0$：$\mu=\mu_0$

$H_1$：$\mu\neq\mu_0$

确定检验方向和检验水准：双侧，$\alpha=0.05$

$$t=\frac{|\bar{x}-\mu_0|}{s/\sqrt{n}}=\frac{74.2-72}{5.2/\sqrt{25}}=2.115\ ,\ \nu=n-1=25-1=24$$

查 $t$ 界值表，得 $t_{0.05,\ 24}$=2.064，故 $P<0.05$。

按 $\alpha$=0.05 水准，拒绝 $H_0$，接受 $H_1$，可认为该山区男子的脉搏数与一般地区的男子不同。

**【例 5-2】** 为了解大学生的心理健康问题，随机抽取了某市 196 名大学生，用 SCL-90 量表进行测定，算得十项因子总分的均分为 138.4，标准差为 21.43，全国因子总分的均分为 146.0。试问：该市大学生的总分是否与全国水平相同？

分析：某市 196 名大学生是随机抽取的一个样本，全国大学生的因子总分的平均分是已知总体，要推断样本所代表的总体均数 $\mu$ 与已知总体均数 $\mu_0$ 有无差别，由于样本含量较大（大于 100），可应用单样本的 $u$ 检验。

1. 建立检验假设，确定检验方向和检验水准。

$H_0$：该市大学生的总分与全国水平相同，即 $\mu=\mu_0$。

$H_1$：该市大学生的总分与全国水平不同，即 $\mu\neq\mu_0$。

双侧，$\alpha$=0.05。

2. 计算检验统计量 $u$ 值。

$$u=\frac{|\bar{x}-\mu_0|}{s/\sqrt{n}}=\frac{|138.4-146|}{21.43/\sqrt{196}}=4.965$$

3. 确定 $P$ 值。

大样本资料双侧 $u$ 界值：$u_{0.05}=1.96$ ，$u_{0.01}=2.58$

4.965>2.58，故 $P<0.01$。

4. 做出统计推断。

因为 $P<0.01$，故按 $\alpha$=0.05 水准，拒绝 $H_0$，接受 $H_1$，差异有统计学意义，可以认为该市大学生的总分与全国水平不同。

## 二 配对设计资料的假设检验

配对设计是为了控制某些非处理因素对实验结果的影响。将那些因素相同或相近的受试对象配成对子，使得同一对子中的受试对象除处理因素不同外，其他因素相同或相近，同一对子中的两受试对象分别接受不同的处理，其实验结果的差异可以简单地认为是“纯”处理因素的作用。对于配对资料可以分析其差值。

对配对资料的分析，一般用配对 $t$ 检验，其检验假设为差值的总体均数为零。计算统计量的公式为

$$t=\frac{|\bar{d}|}{s_d/\sqrt{n}} \tag{5-4}$$

$$\nu=n-1 \tag{5-5}$$

式中 $\bar{d}$ 为差值的均数；$s_d$ 为差值的标准差；$n$ 为对子数。

**【例 5-3】** 将大白鼠按照同窝、同性别和体重接近的原则配成 8 对，每对中两只大白鼠随机确定一只进食正常饲料，另一只进食缺乏维生素 E 饲料，一段时间以后，测量两组大白鼠的肝中维生素 A 的含量（表 5-1）。试问：食物中维生素 E 的缺乏能否影响大白鼠肝中维生素 A 的含量？

表 5-1　两种饲料喂养大白鼠肝中维生素 A 的含量

| 对子号 (1) | 正常饲料 (2) | 缺乏维生素 E 饲料 (3) | 差值 $d$ (4) | $d^2$ (5) |
|---|---|---|---|---|
| 1 | 3 350 | 2 450 | 1 100 | 1 210 000 |
| 2 | 2 000 | 2 400 | –400 | 160 000 |
| 3 | 3 000 | 1 800 | 1 200 | 1 440 000 |
| 4 | 3 950 | 3 200 | 750 | 562 500 |
| 5 | 3 800 | 3 250 | 550 | 302 500 |
| 6 | 3 750 | 2 700 | 1 050 | 1 102 500 |
| 7 | 3 450 | 2 500 | 950 | 902 500 |
| 8 | 3 050 | 1 750 | 1 300 | 1 690 000 |
| 合计 | — | — | 6 500 | 7 370 000 |

分析：该资料是来自正态总体的两组计量资料，设计类型为配对设计，研究目的是比较配对组间的总体均数有无差别。

1. 建立检验假设，确定检验水准。

$H_0$：两种饲料喂养的大白鼠肝中维生素含量相等，即 $\mu_d=0$。

$H_1$：两种饲料喂养的大白鼠肝中维生素含量不等，即 $\mu_d\neq0$。

双侧，$\alpha=0.05$。

2. 计算检验统计量。

（1）先计算统计量

$$n=8,\quad \bar{d}=\frac{\sum d}{n}=\frac{6500}{8}=812.5$$

$$s_d=\sqrt{\frac{\sum d^2-(\sum d)^2/n}{n-1}}=\sqrt{\frac{7\,370\,000-(6500)^2/8}{8-1}}=546.25$$

按式（5-4）计算 $t$ 值：

$$t=\frac{|\bar{d}-0|}{s_d/\sqrt{n}}=\frac{812.5}{546.25/\sqrt{8}}=4.207$$

$$v=n-1=8-1=7$$

3. 确定 $P$ 值。

查 $t$ 界值表，得 $t_{0.01,7}=3.499$

4.207＞3.499，故 $P$＜0.01。

4. 做出统计推断。

因为 $P$＜0.01，故按 $\alpha=0.05$ 水准，拒绝 $H_0$，接受 $H_1$，差异有统计学意义。可认为两组大白鼠肝中维生素 A 的含量不等，缺乏维生素 E 饲料组的大白鼠肝中维生素 A 含量低。

## 三　两样本比较的假设检验

完全随机设计两样本的比较，用 $t$ 检验或 $u$ 检验时，要求样本服从正态分布，并且两样本方差齐同。如果资料满足上述要求，样本含量小时，用式（5-6）计算 $t$ 统计量：

$$t=\frac{|\bar{x}_1-\bar{x}_2|}{s_{\bar{x}_1-\bar{x}_2}}\qquad(5\text{-}6)$$

$$v = v_1 + v_2 = n_1 + n_2 - 2 \tag{5-7}$$

式中 $\bar{x}_1$ 和 $\bar{x}_2$ 分别为两样本的均数；$s_{\bar{x}_1-\bar{x}_2}$ 为两样本均数的合并标准误，可用式（5-8）计算：

$$s_{\bar{x}_1-\bar{x}_2} = \sqrt{s_C^2(\frac{1}{n_1}+\frac{1}{n_2})} = \sqrt{\frac{(n_1-1)s_1^2+(n_2-1)s_2^2}{n_1+n_2-2}\left(\frac{1}{n_1}+\frac{1}{n_2}\right)} \tag{5-8}$$

如果样本含量足够大时，可计算 $u$ 统计量：

$$u = \frac{|\bar{x}_1-\bar{x}_2|}{\sqrt{s_{\bar{x}_1}^2+s_{\bar{x}_2}^2}} = \frac{|\bar{x}_1-\bar{x}_2|}{\sqrt{\frac{s_1^2}{n_1}+\frac{s_2^2}{n_2}}} \tag{5-9}$$

如果方差不齐，可以考虑用 $t'$检验。两样本的方差是否齐同，可对样本的方差做方差齐性检验。

$$F = \frac{s_{大}^2}{s_{小}^2} \tag{5-10}$$

$$v_1 = n_1 - 1, \quad v_2 = n_2 - 1$$

式中 $s_{大}^2$ 和 $s_{小}^2$ 分别为较大和较小的方差，$n_1$ 和 $n_2$ 分别为方差较大和较小样本的样本含量。

根据计算得的 $F$ 统计量，查附表 4 $F$ 界值表（方差齐性检验用），作出推断。

**【例 5-4】** 为了研究轻度和重度再生障碍性贫血患者血清中可溶性 CD8 抗原水平（U/ml）有无差别，随机测定了 12 名轻度再生障碍性贫血患者和 13 名重度再生障碍性贫血患者血清中可溶性 CD8 抗原水平，试比较轻度和重度再生障碍性贫血患者血清中可溶性 CD8 抗原水平有无差别？

轻度再生障碍性贫血患者：509，518，555，758，845，712，585，448，753，896，783，628。

重度再生障碍性贫血患者：851，562，918，631，653，843，659，843，762，901，824，628，668。

1. 建立假设检验，确定检验水准。

$H_0$：$\mu_1=\mu_2$，即两组人群的血清可溶性 $CD_8$ 抗原水平相同。

$H_1$：$\mu_1\neq\mu_2$，即两组人群的血清可溶性 $CD_8$ 抗原水平不同。

双侧，$\alpha=0.05$。

2. 计算统计量。

$n_1=12$，$\bar{x}_1=666$U/ml，$s_1=145$U/ml，

$n_2=13$，$\bar{x}_2=749$U/ml，$s_2=120$U/ml

$$t = \frac{|666-749|}{\sqrt{\frac{145^2(12-1)+120^2(13-1)}{12+13-2}\left(\frac{1}{12}+\frac{1}{13}\right)}} = 1.564$$

$$v=n_1+n_2-2=12+13-2=23$$

3. 确定 $P$ 值。

查 $t$ 界值表，得双侧 $t_{0.05,23}=2.069$

$1.564<2.069$，故 $P>0.05$。

4. 判断结果。

因为 $P>0.05$，故按 $\alpha=0.05$ 水准不拒绝 $H_0$，尚不能认为重度再生障碍性贫血患者血清中可

溶性 CD8 抗原水平与轻度患者不同。

**【例 5-5】** 2016 年测得某市社区 256 名常住居民空腹血糖（mmol/L）的均数为 5.10，标准差为 0.71。测得该市另一社区 296 名常住居民的空腹血糖（mmol/L）均数为 5.21，标准差为 0.78。试问该市两社区居民的空腹血糖是否不同？

分析：本例中研究的是社区居民空腹血糖资料，属定量变量资料，两社区各有 256 名和 296 名居民，是大样本，因此采用完全随机设计的 $u$ 检验，目的是比较两份样本所代表的总体均数是否不同。

1. 建立检验假设，确定检验水准。

$H_0$：两社区居民空腹血糖值无差别，即 $\mu_1=\mu_2$。

$H_1$：两社区居民空腹血糖值有差别，即 $\mu_1\neq\mu_2$。

双侧，$\alpha=0.05$。

2. 计算检验统计量。

$$u=\frac{|\bar{x}_1-\bar{x}_2|}{\sqrt{\dfrac{s_1^2}{n_1}+\dfrac{s_2^2}{n_2}}}=\frac{|5.10-5.21|}{\sqrt{\dfrac{0.71^2}{256}+\dfrac{0.78^2}{296}}}=1.734$$

3. 确定 $P$ 值。

因为 1.734＜1.96，故 $P$＞0.05。

4. 判断结果。

因为 $P$＞0.05，故按 $\alpha=0.05$ 水准，不拒绝 $H_0$，差异无统计学意义，可以认为该市两社区居民空腹血糖值无差别。

## 四 假设检验注意事项

1. 比较的组间要具备均衡可比性　这是假设检验的前提。所谓可比性就是各组间除了要比较的主要因素（处理因素）不相同外，其他影响结果的因素如年龄、性别、病情、病程等应尽可能相同或基本相近，为了保证资料的可比性，必须要有严密的实验设计，必须遵循随机、对照、重复、均衡的原则。

2. 不同的资料应选用不同的检验方法　这需要熟悉各种假设检验方法及应用条件，应根据分析目的、资料类型及分布、设计方案、样本大小等选择适当的检验方法。如配对设计的数值变量资料采用配对 $t$ 检验，完全随机设计的两样本数值变量资料则选用两样本 $t$ 检验；若为大样本则可选用大样本 $u$ 检验。分类变量资料可采用 $\chi^2$ 检验等。

3. 正确理解差别有无显著性的确切含义　以往对假设检验结论中的“拒绝 $H_0$，接受 $H_1$”习惯上称为“显著”，仅指可以认为两个或多个总体参数有差别，不应把“显著”误解为差别很大甚至在医学实践中有重要的价值；“不拒绝 $H_0$”称为“不显著”，仅指不能认为两个或多个总体参数有差别，也不应把“不显著”误解为差别不大或一定相等。差异的实际意义还要结合专业知识来考虑。

4. 结论不能绝对化　假设检验是运用反证法的思想，依据样本统计量作出的统计推断，其推断结论并非绝对正确，结论有时也可能有错误。在检验假设的过程中，拒绝 $H_0$ 的理由是在零假设成立的情况下，出现这种样本均数的概率很小，但不是说不可能发生，如果真实情况是 $H_0$ 成立，这时我们的推断有误；相反，如果 $P$＞$\alpha$，按照检验水准不拒绝 $H_0$，而真实情况是

$H_0$不成立，这时也犯了错误，因此在进行假设检验时，无论是拒绝零假设还是不拒绝零假设，都有可能犯错误。因此假设检验中做出的推断结论可以有以下四种情况（表 5-2）。

表 5-2 假设检验中可能发生的两类错误

| 客观实际 | 假设检验的结果 | |
|---|---|---|
| | 拒绝 $H_0$ | 不拒绝 $H_0$ |
| $H_0$成立 | Ⅰ类错误（$\alpha$） | 推断正确（$1-\alpha$） |
| $H_0$不成立 | 推断正确（$1-\beta$） | Ⅱ类错误（$\beta$） |

如果零假设$H_0$实际是正确的，但由样本统计量计算获得的检验统计量得出拒绝$H_0$的结论，统计学上把这种拒绝了实际上正确的零假设$H_0$（弃真）的错误称为Ⅰ型错误，其概率为检验水准$\alpha$。一般规定$\alpha$=0.05或$\alpha$=0.01，其意义：假设检验中如果拒绝$H_0$时，发生Ⅰ型错误的概率为5%或1%，即100次拒绝$H_0$的结论中，平均有5次或1次是错误的。

如果零假设$H_0$实际是不正确的，但由样本统计量计算获得的检验统计量得出不拒绝$H_0$的结论，统计学上把这种不拒绝实际不正确的零假设$H_0$（取伪）的错误称为Ⅱ型错误，其概率用$\beta$表示，$\beta$值的大小较难估计，当样本量固定时，$\alpha$越小，$\beta$越大；反之，$\alpha$越大，$\beta$越小。要同时减少$\alpha$及$\beta$，唯一的方法是增加样本例数，当样本例数确定后，可以通过选定$\alpha$来控制$\beta$，若重点减少$\alpha$，一般取较小的$\alpha$，若重点在减少$\beta$，一般增大$\alpha$的值。

一般情况下，$\beta$的大小和样本例数、$\alpha$值、两总体的实际差距有关，但在实际进行假设检验时，更关注$H_0$实际不成立时，拒绝$H_0$的概率$1-\beta$，或说是两总体确有差别时，按$\alpha$水准能发现它们有差别的能力，把$1-\beta$称为检验效能。

（左　莉　黎逢保）

## 目标检测

### 一、单项选择题

**$A_1$型题**

1. 欲比较高原地区健康成年女性与一般正常成年女性间平均血红蛋白的高低，根据专业知识，高原地区人群不可能低于一般人群，则检验假设为（　　）
   A. $H_0$：$\mu=\mu_0$，$H_1$：$\mu\neq\mu_0$
   B. $H_0$：$\mu=\mu_0$，$H_1$：$\mu>\mu_0$
   C. $H_0$：$\mu\neq\mu_0$，$H_1$：$\mu=\mu_0$
   D. $H_0$：$\mu>\mu_0$，$H_1$：$\mu=\mu_0$
2. 关于假设检验，下面说法正确的是（　　）
   A. 检验水准只能取0.05
   B. 假设检验是统计推断的内容之一
   C. 假设检验的结论不会犯错误
   D. 假设检验就是$t$检验
3. 假设检验时，若期望尽量降低Ⅰ型错误，检验水准最好取（　　）
   A. $\alpha$=0.01　B. $\alpha$=0.02
   C. $\alpha$=0.05　D. $\alpha$=0.10
4. 假设检验时，若期望尽量降低Ⅱ型错误，检验水准最好取（　　）
   A. $\alpha$=0.01　B. $\alpha$=0.02
   C. $\alpha$=0.05　D. $\alpha$=0.10
5. 某研究者从某地随机抽取了40名正常成年男性和40名正常成年女性的红细胞数，测得男性红细胞数均数为$4.68\times10^{12}$/L，标准差为$0.57\times10^{12}$/L；女性的均数为$4.16\times10^{12}$/L，标准差为$0.31\times10^{12}$/L。取双侧$\alpha$=0.05，若假设检验结果$P<0.01$，则可认为该地正常成年男性和女性的红细胞均数（　　）

A. 无差异　　　B. 差异不大

C. 有很大差异　　D. 差异有统计学意义

6. 由两样本均数推断两总体均数是否有差别，采用 $t$ 检验得 $P>0.05$，则（　　）

A. 拒绝 $H_0$，两均数差异有统计学意义

B. 拒绝 $H_0$，两均数差异无统计学意义

C. 不拒绝 $H_0$，两均数差异有统计学意义

D. 不拒绝 $H_0$，两均数差异无统计学意义

7. 下列关于配对设计样本均数比较 $t$ 检验的说法正确的是（　　）

A. 适用于差值为正态分布的资料

B. 适用于定性资料

C. 自由度为 $n_1+n_2-2$

D. 差值可以不符合正态分布

8. 欲比较糖尿病患者治疗前后血糖值有无变化（资料符合正态性及方差齐性），应采用（　　）

A. 成组设计的 $t$ 检验

B. 配对设计的 $t$ 检验

C. 成组秩和检验

D. $\chi^2$ 检验

9. 关于配对 $t$ 检验的检验假设，下面说法正确的是（　　）

A. $H_0$ 为"两样本均数相等"

B. $H_1$ 为"两样本均数不相等"

C. $H_0$ 为"差值总体均数不等于 0"

D. $H_1$ 为"差值总体均数不等于 0"

10. 有两个独立随机样本，样本含量分别为 $n_1$ 和 $n_2$，在进行成组设计资料的 $t$ 检验时，自由度应该是（　　）

A. $n_1+n_2$　　　B. $n_1+n_2-1$

C. $n_1+n_2-2$　　D. $n_1+n_2+1$

## 二、简答题

1. 假设检验的基本思想是什么？
2. 为什么检验水准通常设为 0.05？
3. 简述Ⅰ型错误和Ⅱ型错误的区别和联系。
4. 什么叫检验效能？其大小是多少？

## 三、综合分析题

1. 经大量调查，某地 30～35 岁男子平均体重为 69.06kg，该地某工厂随机抽取本厂 36 名 30～35 岁男性工人测量得其体重均数为 66.32kg，标准差为 4.93kg，该厂 30～35 岁男子体重是否低于该地 30～35 岁男子平均体重？

2. 将 18 名某病患者随机分成两组，分别用药物 A 或药物 B 治疗，观察治疗前后血红蛋白变化，测得血红蛋白差值（g/L）资料见下表，欲比较两药疗效有无差别。回答：

18 名某病患者治疗前后血红蛋白差值（g/L）

| | | | | | | | | | |
|---|---|---|---|---|---|---|---|---|---|
| A 药 | 11 | 18 | 15 | 31 | 11 | 0 | 24 | 6 | 24 |
| B 药 | 25 | 37 | 3 | 4 | 11 | 36 | 10 | 13 | 31 |

（1）试述本研究的资料类型和设计类型。

（2）A、B 两药的疗效有无差别？

3. 某实验室用两种不同抗原对恶性疟原虫阳性患者间接荧光抗体的测定结果如下（滴度倒数），两种抗原测定效果之间有无差别？

恶性疟原虫：160、160、320、320、640、640、640、640、640、1280

诺氏疟原虫：80、160、160、160、160、320、320、320、320、640

# 第6章 方差分析和秩和检验

## 第1节 方差分析

前面内容曾介绍过，两个样本均数的比较可以采用 $t$ 检验，如果是两个以上样本均数的比较，$t$ 检验就不适用了，一般可采用方差分析方法。方差分析（analysis of variance，ANOVA）是对所有观察值的变异按设计要求分解并进行分析的一种统计分析方法。其用途十分广泛，可用于：①两个或多个样本均数间的比较；②分析两个或多个因素间的交互作用；③回归方程的假设检验；④方差齐性检验等。本章重点介绍多个样本均数间比较的方差分析方法。

方差分析的应用条件：①各样本是相互独立的随机样本。②各样本来自正态分布的总体。③各样本的总体方差相等。

### 一 方差分析的基本思想

方差分析的基本思想就是根据实验设计将总变异分解成若干部分，然后将各部分的变异与随机误差的变异进行比较。如在完全随机设计的方差分析中，总变异可分解成组间变异和组内变异两部分。组间变异是处理因素和随机误差造成的，组内变异可认为是单纯由随机误差造成的。多个样本均数比较的方差分析，无效假设 $H_0$ 为各处理组总体均数相同，即假设组间变异与处理因素无关。检验统计量 $F$ 值为组间变异的均方与组内变异的均方之比。如果组间变异近似等于随机误差，$F$ 值近似等于 1，则没有理由拒绝 $H_0$，即不能认为各处理组的差别有统计意义。若 $F$ 值大于特定界值，则拒绝 $H_0$，推断组间变异与处理因素有关，即处理组间差别有统计意义。

下面以实例来说明方差分析的基本原理：

**【例 6-1】** 用二氧化硅 50mg 对大鼠染尘后，不同时期的全肺湿重的变化见表 6-1，试比较染尘后 1 个月、3 个月、6 个月三个时期的湿重有无差别？

**表 6-1 二氧化硅 50mg 染尘后三个时期大鼠全肺湿重（g）**

| | 1个月 | 3个月 | 6个月 |
|---|---|---|---|
| | 3.3 | 4.4 | 3.6 |
| | 3.6 | 4.4 | 4.4 |
| | 4.3 | 3.4 | 5.1 |
| $x_{ij}$ | 4.2 | 4.7 | 5.5 |
| | 4.1 | 4.2 | 5.0 |
| | 3.3 | 4.2 | 4.7 |

续表

| | 1 个月 | 3 个月 | 6 个月 | |
|---|---|---|---|---|
| $\bar{x}_i$ | 3.80 | 4.22 | 4.72 | 4.24（$\bar{x}$） |
| $\sum x_{ij}$ | 22.8 | 25.3 | 28.3 | 76.40（$\sum x$） |
| $\sum x_{ij}^2$ | 87.68 | 107.65 | 135.67 | 331.00（$\sum x^2$） |
| $s$ | 0.456 1 | 0.440 1 | 0.661 6 | |
| $n_i$ | 6 | 6 | 6 | 18（$N$） |

从表 6-1 中可以看出，18 只大鼠的观察值是彼此不相等的，其变异称为总变异。每个时期内的 6 只大鼠的观察值其大小也不等，这种变异是由随机误差所致，与染尘的时间（处理因素）无关，称组内变异。三个时期的各样本均数也彼此不相等，这种变异除了随机误差外，也可能与各组的染尘时间不同有关，称为组间变异。

$$F=\frac{\text{处理所致变异}+\text{随机误差变异}}{\text{随机误差变异}}$$
$$=\frac{\text{组间均方}}{\text{组内均方}}$$

方差分析的无效假设 $H_0$ 为染尘时间对肺湿重无影响（即处理因素不起作用），在此前提下，理论上讲 $F$=1，由于抽样误差的影响，$F$ 值不会恰好等于 1，但不会相差很大。若 $F$ 值接近于 1，则没有理由拒绝无效假设。若 $F$ 值较大，超过一定范围，可以认为组间变异不能仅用随机误差解释，样本信息与无效假设相矛盾，因而拒绝 $H_0$，作出染尘时间对大鼠全肺湿重有影响的推断。

## 二 完全随机设计的多个样本均数的比较

完全随机设计是将受试对象完全随机地分配到各处理组中去，处理组可以为两组或多组，各组的样本含量可以相等，也可以不等，但以相等时其统计检验效率较高。该设计类型资料的比较可以用方差分析进行处理。完全随机设计的方差分析又称为单因素方差分析。

以例 6-1 的资料进行分析。

1. 总变异　三组 18 只大鼠的观察值大小不等，这种变异称为总变异，其大小可用观察值 $x_{ij}$（即第 $i$ 组，第 $j$ 个观察值或简记为 $x$）与总均数 $\bar{x}$ 的离均差平方和来表示，计算公式为

$$SS_{总}=\sum_i\sum_j(x_{ij}-\bar{x})^2=\sum x^2-C \qquad (6\text{-}1)$$

显然它还与总例数 $N$ 的多少有关，确切地说与总的自由度 $v=N-1$ 有关。

2. 组内变异　各时期内 6 只大鼠的观察值也大小不等，这种变异称为组内变异。它是由随机误差引起的，其大小可用各内部观察值 $x_{ij}$ 与其均数 $\bar{x}_i$ 的离均差平方和来表示，计算公式为

$$SS_{组内}=\sum(n_i-1)S_i^2=\sum_i\sum_j(x_{ij}-\overline{x_i})^2 \qquad (6\text{-}2)$$

$SS_{组内}$的大小还与各样本例数 $n_i$ 的多少有关，其自由度为 $v_{组内}=N-k$（$k$ 为组数）。

3. 组间变异　三个不同时期的各样本均数不相同，这种变异称为组间变异。它反映了染尘后不同的处理时间对大鼠肺湿重及随机误差的影响，其大小可用各组均数 $\bar{x}_i$ 与总均数 $\bar{x}$ 的离均差平方和来表示，计算公式为

$$SS_{组间}=\sum_{i=1}^{k}n_i(\overline{x}_i-\overline{x})^2=\sum_{i=1}^{k}\frac{\left(\sum_{j=1}^{n_i}x_{ij}\right)^2}{n_i}-C \qquad (6\text{-}3)$$

同样，组间变异还与组间自由度 $\nu_{组间}=k-1$ 有关。

总离均差平方和分解为组间离均差平方和与组内离均差平方和，计算公式为

$$SS_{总}=SS_{组间}+SS_{组内} \qquad (6\text{-}4)$$

相应的总自由度分解为组间自由度和组内自由度，计算公式为

$$\nu=\nu_{组内}+\nu_{组间}=N-1 \qquad (6\text{-}5)$$

由于组内变异和组间变异均与自由度有关，所以不能直接比较离均差平方和。将各部分的离均差平方和除以各自的自由度，得到相应的平均变异指标即均方，也就是方差（MS）。组间均方与组内均方的计算公式为

$$MS_{组间}=\frac{SS_{组间}}{\nu_{组间}}=\frac{SS_{组间}}{k-1} \qquad (6\text{-}6)$$

$$MS_{组内}=\frac{SS_{组内}}{\nu_{组内}}=\frac{SS_{组内}}{N-k} \qquad (6\text{-}7)$$

将组间均方除以组内均方即得方差分析的统计量 $F$:

$$F=\frac{MS_{组间}}{MS_{组内}} \qquad (6\text{-}8)$$

当 $H_0$: $\mu_1=\mu_2=\mu_3$ 成立时，即各处理组的样本来自相同总体，即处理因素无作用，则组间变异和组内变异一样，只反映随机误差作用的大小。从理论上讲，此时 $MS_{组间}=MS_{组内}$，即 $F=1$，但由于抽样误差的影响，$F\approx1$。

相反，如果 $MS_{组间}>MS_{组内}$，此时，$F>1$，则处理对各组的作用不同，即 $H_0$ 有可能不成立。所得的 $F$ 值越大，$H_0$ 越有可能不成立。但 $F$ 值要达到多少才有统计学意义？可以查 $F$ 界值表得到相应的 $P$ 值，再根据所取的检验水准 $\alpha$ 作出推断结论。

在附表 5（$F$ 界值表）中，纵标目为组间自由度 $\nu_1$，横标目为组内自由度 $\nu_2$，表中给出了 $\alpha=0.05$、$\alpha=0.01$ 时供方差分析用的单侧 $F$ 界值，用 $F_{\alpha(\nu_1,\nu_2)}$ 表示。

完全随机设计方差分析的数据结构整理见表 6-2。

**表 6-2　完全随机设计方差分析的数据结构**

| 变异来源 | SS（离均差平方和） | ν（自由度） | MS（均方） | F |
|---|---|---|---|---|
| 总变异 | $\sum x^2-C$ | $N-1$ | | |
| 组间变异（处理因素） | $\sum n_i(\overline{x}_i-\overline{x})^2$ | $k-1$ | $SS_{组间}/\nu_{组间}$ | $\frac{MS_{组间}}{MS_{组内}}$ |
| 组内变异（误差） | $\sum(n_i-1)S_i^2$ 或 $SS_{总}-SS_{组间}$ | $N-k$ | $SS_{组内}/\nu_{组内}$ | |

注：$C=(\sum x)^2/N$，称校正数；$N$ 为总例数；$k$ 为处理组数。

例 6-1 具体分析计算步骤如下：

（1）建立检验假设和确定检验水准。

$H_0$：三个不同时期全肺湿重的总体均数相等，即 $\mu_1=\mu_2=\mu_3$。

$H_1$：三个总体均数不等或不全相等。

$\alpha$=0.05。

（2）计算检验统计量 $F$ 值，根据表 6-2 中公式来计算离均差平方和及自由度，求离均差平方和时，应先计算校正数 $C$。

$$C=(\sum x)^2/N=76.42/18=324.276$$

其他数据见表 6-3。

表 6-3 例 6-1 方差分析数据表

| 变异来源 | SS（离均差平方和） | $\nu$（自由度） | MS（均方） | $F$ | $P$ |
|---|---|---|---|---|---|
| 总变异 | 6.724 | 17 | | | |
| 组间变异 | 2.527 | 2 | 1.264 | 4.514 | $<0.05$ |
| 组内变异 | 4.197 | 15 | 0.280 | | |

（3）确定 $P$ 值。

本例 $F$ 值分子的自由度为 2，分母的自由度为 15，查 $F$ 界值表（附表 5）得，$F_{0.05(2,15)}$=3.68，$F_{0.01(2,15)}$=6.36，故 $0.01<P<0.05$。

（4）判断结果。

因 $0.01<P<0.05$，故按 $\alpha$=0.05 的检验水准，拒绝 $H_0$，接受 $H_1$，即三个不同时期全肺的湿重有差别。

以上结论表明，总的说来三个不同时期的全肺湿重有差别，但并不表明任何两个时期的全肺湿重都有差别。要了解哪些均数间有差别，哪些组均数间没有差别，需要进一步作两两比较（详见“四、多个样本均数间的两两比较”）。

## 三 配伍组设计的多个样本均数的比较

配伍组设计也称随机区组设计，是将若干个性质、特征相近的研究对象作为一个配伍组（区组），在每个区组内，研究对象随机地分配到各处理组中去，分别接受不同的处理。配伍组设计除研究处理因素外，还要考虑配伍因素的影响，即将另一些可能对研究结果有影响的因素作为配伍的条件使之均衡，以排除其干扰，提高效率。故这里的方差分析又称为两因素方差分析，配伍组设计的方差分析可把总变异分为处理组变异、配伍组变异和误差变异三部分，由于从总变异中多分离出配伍组变异，从而使误差变异减少，提高了统计检验的效率。有些时候研究对象处理前后不同时点的观察数据可以看作一个区组，分析时可用配伍组设计的方差分析方法。

配伍组方差分析数据结构见表 6-4。

表 6-4 配伍组方差分析的数据结构表

| 变异来源 | SS（离均差平方和） | $\nu$（自由度） | MS（均方） | $F$ |
|---|---|---|---|---|
| 总变异 | $\sum x^2-C$ | $N-1$ | | |
| 处理组间 | $\sum\frac{(\sum x_{ij})^2}{b}-C$ | $k-1$ | $\frac{SS_{处理}}{\nu_{处理}}$ | $\frac{MS_{处理}}{MS_{误差}}$ |
| 配伍组间 | $\sum\frac{(\sum x_{ij})^2}{k}-C$ | $b-1$ | $\frac{SS_{配伍}}{\nu_{配伍}}$ | $\frac{MS_{配伍}}{MS_{误差}}$ |
| 误差 | $SS_{总}-SS_{处理}-SS_{配伍}$ | $(k-1)\times(b-1)$ | $\frac{SS_{误差}}{\nu_{误差}}$ | |

注：$b$ 为配伍组数，即各处理组的样本含量；$k$ 为处理组数；其余符号意义同表 6-2。

**【例 6-2】** 用中药治疗 6 例慢性肾炎患者，治疗前及治疗 1、2、3 周后分别测定血尿素氮含量（mmol/L），结果见表 6-5。问不同时间患者血尿素氮含量有无差别？

**表 6-5　中药治疗 6 例肾炎患者前后血尿素氮含量**（mmol/L）

| 患者号 | 治疗前 | 治疗后 1 周 | 治疗后 2 周 | 治疗后 3 周 | $\sum x_{ij}$ |
|---|---|---|---|---|---|
| 1 | 23.28 | 17.49 | 14.71 | 14.07 | 69.55 |
| 2 | 21.67 | 15.42 | 12.92 | 12.32 | 62.33 |
| 3 | 23.67 | 18.42 | 14.46 | 13.46 | 70.01 |
| 4 | 23.95 | 17.53 | 14.46 | 15.06 | 72.00 |
| 5 | 22.42 | 15.56 | 14.32 | 13.74 | 66.04 |
| 6 | 25.88 | 18.67 | 15.92 | 14.85 | 75.32 |
| $n_i$ | 6 | 6 | 6 | 6 | 24（$N$） |
| $\bar{x}_i$ | 23.48 | 17.18 | 14.47 | 13.92 | 17.30（$\bar{x}$） |
| $\sum x_{ij}$ | 140.87 | 103.09 | 87.79 | 83.50 | 415.25（$\sum x$） |
| $\sum x_{ij}^2$ | 3317.85 | 1780.96 | 1289.92 | 1167.03 | 7555.76（$\sum x^2$） |

其统计分析的步骤如下：

（1）建立假设和确定检验水准。

$H_0$：不同时期患者的血尿素氮含量相等，即 $\mu_1=\mu_2=\mu_3=\mu_4$。

$H_1$：不同时期患者的血尿素氮含量不等或不全相等。

$\alpha$=0.05。

（2）计算检验统计量 $F$ 值，按表 6-4 中公式进行计算。

先确定校正数 $C$：

$$C=(\sum x)^2/N=415.25^2/24=7184.69$$

其他数据见表 6-6。

**表 6-6　例 6-2 的方差分析数据表**

| 变异来源 | SS | $\nu$ | MS | $F$ | $P$ |
|---|---|---|---|---|---|
| 总变异 | 371.07 | 23 | | | |
| 处理组间变异 | 340.52 | 3 | 113.51 | 359.19 | <0.01 |
| 配伍组内变异 | 25.81 | 5 | 5.16 | 16.34 | <0.01 |
| 误差变异 | 4.74 | 15 | 0.32 | | |

（3）确定 $P$ 值。

以 $\nu_{处理}=3$，$\nu_{误差}=15$，查 $F$ 界值表（附表 5）得 $F_{0.05(3,15)}=3.29$，$F_{0.01(3,15)}=5.42$，$F_{处理}=359.19>5.42$，故 $P<0.01$。

（4）判断结果。

$P<0.01$，所以按 $\alpha=0.05$ 水准拒绝 $H_0$，接受 $H_1$，差别有统计学意义；故可认为中药治疗前后不同时间慢性肾炎患者血尿素氮含量有差别。

本例在需要时可作如下假设：

$H_0$：6 个患者的血尿素氮含量相等。

$H_1$：6 个患者的血尿素氮含量不等或不全相等。

$\alpha$=0.05。

此时以 $\nu_{配伍}$=5，$\nu_{误差}$=15，查 $F$ 界值表得 $F_{0.05(5,15)}$=2.90，$F_{0.01(5,15)}$=4.56。本例 $F_{配伍}$=16.34＞4.56，故 $P$＜0.01。按 $\alpha$=0.05 水准拒绝 $H_0$，接受 $H_1$，故可认为 6 个患者血尿素氮含量有差别。

## 四 多个样本均数间的两两比较

对于多个样本均数间的比较，研究者往往并不满足于方差分析后所得出的概括性结论，尤其是经方差分析后，均数间总的差异有统计学意义时，研究者还希望进一步了解两两均数之间的差异情况，即各均数间是彼此均有差异，还是有些均数间有差异，有些均数间无差异。此时需对均数间作两两比较，也称为多重比较。

如果比较 5 个样本均数，需要比较 $C_5^2$=10 次，按照 $\alpha$=0.05 的检验水准，每次比较不犯 I 类错误的概率为（1–0.05），则 10 次比较不犯 I 类错误的概率为 $0.95^{10}$，此时犯 I 类错误的概率为 $1-0.95^{10}$=0.401，显然比检验水准 0.05 大了很多。因此，采用 $t$ 检验进行两两比较是不合适的，需要采用其他检验方法。

多个样本均数间两两比较的统计处理方法有多种，如 SNK 检验、Dunnett $t$ 检验、Tukey 检验、Scheffe 检验、Ducan 多界值法等。尽管方法很多，但其基本思想和步骤相似。目前，多个样本均数间的两两比较常用 SNK 法，多个处理组与一个对照组的比较，在无须对各处理组进行比较的情况下，常用 Dunnett　$t$ 检验。

若方差分析无统计学意义时，无须再作两两比较。

### （一）SNK 检验

SNK 检验又称为 $q$ 检验。对于任意两比较组 A、B，其检验的统计量 $q$ 值用式（6-9）进行计算。

$$q=\frac{\left|\bar{x}_A-\bar{x}_B\right|}{s_{\bar{x}_A-\bar{x}_B}}=\frac{\left|\bar{x}_A-\bar{x}_B\right|}{\sqrt{\frac{\mathrm{MS}_{误差}}{2}\left(\frac{1}{n_A}+\frac{1}{n_B}\right)}} \tag{6-9}$$

式中 $\bar{x}_A$、$\bar{x}_B$ 为两个对比组的样本均数，$s_{\bar{x}_A-\bar{x}_B}$ 为其对应差值的标准误。$\mathrm{MS}_{误差}$ 为方差分析中算得的误差均方，$n_A$ 和 $n_B$ 分别为两对比组的样本例数。现用例 6-1 的资料来说明 $q$ 检验的方法步骤。

**【例 6-3】** 对例 6-1 资料作两两比较。

（1）建立假设和确定检验水准。

$H_0$：任意两对比组的总体均数相等，即 $\mu_A=\mu_B$。

$H_1$：$\mu_A\neq\mu_B$。

$\alpha$=0.05。

（2）计算检验统计量。

先将三个样本均数从小到大按顺序排列，并编上组次，见表 6-7。

**表 6-7　三个样本均数及组次**

| | 时期（月） | | |
|---|---|---|---|
| | 1 | 3 | 6 |
| 均数 | 3.80 | 4.22 | 4.72 |
| 组次 | 1 | 2 | 3 |

根据式（6-9）进行两两比较，计算结果见表 6-8。

表 6-8　三个样本均数间的两两比较 $q$ 检验

| 对比组 A 与 B<br>（1） | 组数 $a$<br>（2） | 均数之差<br>（3） | 标准误<br>（4） | $q$ 值<br>（5） | $q$ 界值 | | $P$<br>（8） |
|---|---|---|---|---|---|---|---|
| | | | | | 0.05<br>（6） | 0.01<br>（7） | |
| 1 与 3 | 3 | 0.92 | 0.216 | 4.26 | 3.68 | 4.84 | <0.05 |
| 1 与 2 | 2 | 0.50 | 0.216 | 2.31 | 3.02 | 4.17 | >0.05 |
| 2 与 3 | 2 | 0.42 | 0.216 | 1.94 | 3.02 | 4.17 | >0.05 |

表 6-8 中第（1）栏为对比组，第（2）栏为 A、B 两对比组所包含的组数 $a$，如第 1 行，"1 与 3"比，包含 1、2、3 三个组，故 $a$=3，依此类推；第（5）栏 $q$ 值按式（6-9）计算，本例已求得 $MS_{误差}$=0.28（见表 6-3）及各组均数，可求 $q$ 值，如第 1 行，$q$=|3.80−4.72|/0.216=4.26。

（3）确定 $P$ 值。

第（6）、（7）两栏是由 $q$ 界值表（附表 6）查出的 $P$=0.05 和 $P$=0.01 的界值。本例 $\nu_{误差}$=15，当 $a$=3 时，$q_{0.05(15,3)}$=3.68，$q_{0.01(15,3)}$=4.84，依此类推。

第（8）栏是由第（5）栏计算出的 $q$ 值与第（6）、（7）栏的 $q$ 界值作比较后得到的 $P$ 值。

（4）判断结果。

按 $\alpha$=0.05 水准，1 与 3 相比拒绝 $H_0$，接受 $H_1$，说明染尘后 1 个月与 6 个月大鼠全肺湿重有变化，即 6 个月时为重；而其余两对比组均不拒绝 $H_0$，即两样本均数差异无统计学意义。

### （二）Bonferroni 校正检验

在实际工作中，对于多组样本均数间的比较，由于 $t$ 检验较为简便，不少研究者仍坚持使用 $t$ 检验，但在进行统计推断时，会使 I 类错误的概率增大，为此，需对原来的检验水准进行校正。这种校正的方法称为 Bonferroni 校正检验。假定原来确定的检验水准为 $\alpha$，需进行两两比较的次数为 $m$，则进行两两比较的检验水准应校正为 $\alpha/m$。例如，三组均数间的比较，原来的检验水准为 $\alpha$=0.05，现需进行 3 次 $t$ 检验，则每次 $t$ 检验的检验水准为 0.05/3= 0.016 7，而不是 0.05。

Bonferroni 校正不仅适用于多个样本均数的比较，也适用于其他多组指标间的两两比较。需要指出的是，该校正方法在检验的次数不多时效果较好，一般不超过 5 次。如果检验的次数较多时，不宜使用。

### （三）Dunnett $t$ 检验

研究设计中，如果只考虑多个处理组与一个对照组比较，若方差分析拒绝无效假设，则需采用 Dunnett $t$ 检验对其进行比较，其检验的公式见式（6-10）：

$$t=\frac{|\bar{x}-\bar{x}_i|}{s_{\bar{x}-\bar{x}_i}}=\frac{|\bar{x}-\bar{x}_i|}{\sqrt{MS_{误差}\left(\frac{1}{n}+\frac{1}{n_i}\right)}} \tag{6-10}$$

式中 $\bar{x}$ 与 $\bar{x}_i$ 分别表示对照组均数和第 $i$ 个处理组均数，$s_{\bar{x}-\bar{x}_i}$ 表示两比较组合并的标准误。式中 $MS_{误差}$ 为方差分析中误差的均方，$n$ 表示对照组的例数，$n_i$ 表示第 $i$ 个处理组的例数。

**【例 6-4】**　以例 6-2 的资料来说明 Dunnett $t$ 检验的基本步骤。

假定我们只考虑治疗后各周与治疗前的比较。

（1）建立检验假设，确定检验水准。

$H_0$：$\mu=\mu_i$。

$H_1$：$\mu\neq\mu_i$。

$\alpha=0.05$。

（2）计算检验统计量，将各比较组的均数由大到小排序，见表 6-9。

表 6-9 各比较组样本均数排序结果

| | 编号 | | | |
|---|---|---|---|---|
| | 1 | 2 | 3 | 4 |
| 时间 | 治疗前 | 治疗后 1 周 | 治疗后 2 周 | 治疗后 3 周 |
| 例数 | 6 | 6 | 6 | 6 |
| 均数 | 23.48 | 17.18 | 14.63 | 13.92 |

表 6-10 为计算结果，第（1）栏为治疗后各周与治疗前的均数差；第（2）栏为各比较组对应的标准误，由于各组例数相等，故其对应的标准误均相等；第（3）栏为按式（6-10）计算的统计量 $t$ 值；第（4）栏为各处理组与对照组比较时包含的组数 $a$，然后查 Dunnett $t$ 界值表（附表 2）作出统计推断。

表 6-10 治疗后各周与治疗前比较结果

| 比较组 | 均数之差（1） | 标准误（2） | $t$（3） | $a$（4） | $P$ |
|---|---|---|---|---|---|
| 3 周与治疗前 | 9.56 | 0.33 | 28.97 | 4 | <0.01 |
| 2 周与治疗前 | 8.85 | 0.33 | 26.83 | 3 | <0.01 |
| 1 周与治疗前 | 6.30 | 0.33 | 19.09 | 2 | <0.01 |

### （四）方差齐性检验

方差分析的前提条件之一是各组总体方差相等（即方差齐）。因此，在进行方差分析前，需要进行方差齐性检验。

1. Barlett $\chi^2$ 检验

（1）基本思想：Barlett $\chi^2$ 检验的基本思想是将各组的样本方差秩和除以方差个数得合并方差，假设各组总体方差相等，那么，各组样本方差与合并方差相差不大，其统计量 $\chi^2$ 值也不会很大，即出现大的统计量 $\chi^2$ 值的可能性很小，如果在一次实验中出现了大的 $\chi^2$ 值，则有理由怀疑原假设不成立而拒绝它。

（2）基本步骤：Barlett $\chi^2$ 检验也同样按照假设检验的基本步骤完成假设检验。

Barlett $\chi^2$ 检验的统计量 $\chi^2$ 计算公式为式（6-11）：

$$\chi^2=\frac{\sum[(n_i-1)\ln\frac{S_c^2}{2}]}{1+\frac{\sum(n_i-1)^{-1}-(N-k)^{-1}}{3(k-1)}}\qquad v=k-1\qquad (6\text{-}11)$$

式中合并方差 $S_c^2$ 即组内或者误差的均方 $MS_{组内}$ 或者 $MS_{误差}$。

2. Levene $F$ 检验

（1）基本思想：Levene $F$ 检验是由 H. Levene 在 1960 年最先提出的，此方法既可用于两总体方差齐性检验，也可用于多个总体的方差齐性检验。

（2）基本步骤：Levene $F$ 检验也同样按照假设检验的基本步骤完成假设检验。

具体方法是先将原始观测值 $x_{ij}$ 转换为相应的离差 $z_{ij}$ ，然后再做单向方差分析。离差 $z_{ij}$ 计算方式如下：

$$z_{ij}=\frac{(W+n_i-2)n_i(x_{ij}-\overline{x}_i)-W(n_i-1)s_i^2}{(n_i-1)(n_i-2)} \quad (6\text{-}12)$$

该法称为 O'Brien 法，其中 $W$ 一般取值 0.5，用它可以调整资料分布的峰度。

按照下列公式计算 $F$ 值，然后以相应自由度查 $F$ 界值表得出结论。

$$F=\frac{(N-k)\sum n_i(\overline{z}_i-\overline{z})^2}{(k-1)\sum\sum(z_{ij}-\overline{z}_i)^2},\ \nu_1=k-1,\ \nu_2=N-k \quad (6\text{-}13)$$

方差齐性检验的两种方法（Barlett $\chi^2$ 检验和 Levene $F$ 检验）的计算较为复杂，一般均采用软件进行计算，故教材中只是列出公式。

# 第2节 秩和检验

**● 案例 6-1**

临床某医生研究白癜风患者的白细胞介素-6（IL-6）指标在白斑部位与正常部位有无差异，调查的资料如表 6-11 所示，该医师考虑到数据相差较大，采用对数变换后进行两样本均数比较的 $t$ 检验，得到 $t$=2.460，$P$<0.05，差异有统计学意义，故认为不同部位的白斑 IL-6 指标有差别。

**问题：** 1. 这是什么类型资料？

2. 该实验属于何种设计方案？

3. 该医师统计方法是否正确？为什么？

**表 6-11　白癜风患者的不同部位 IL-6 指标（pg/ml）**

| 患者号（1） | 白斑部位（2） | 正常部位（3） |
|---|---|---|
| 1 | 40.03 | 88.57 |
| 2 | 97.13 | 80.00 |
| 3 | 80.32 | 123.72 |
| 4 | 25.32 | 39.03 |
| 5 | 19.61 | 24.37 |
| 6 | 14.50 | 92.75 |
| 7 | 49.63 | 121.57 |
| 8 | 44.56 | 89.76 |

**案例 6-1 解析**

1. 该资料属于计量资料。

2. 该实验属于自身配对设计方案。

3. 该医师统计方法不正确。首先，配对资料一般采用每对数据求差值后进行比较，而该医师采用完全随机设计资料的检验方法，统计方法与设计类型不符；其次，该医师考虑了数据相差较大，即不满足 $t$ 检验的前提条件正态分布，采用对数变换，基本思想正确。但正常部位和白斑部位的数据经对数变换后，其差值的变异仍然较大（经正态性检验，$P<0.05$），因此仍不能满足配对 $t$ 检验的条件，故该资料宜采用非参数检验方法，即配对设计的符号秩和检验，目的是推断配对资料的差值是否来自中位数为零的总体。

统计推断的方法可非为两大类：参数统计和非参数统计。前面讨论的 $t$ 检验、$u$ 检验等方法都是基于总体分布为正态分布的前提下对参数进行检验，即参数检验方法，其共同特点是假定随机样本来自正态分布或近似正态分布的总体，并对总体分布的参数（如总体均数）进行估计或检验。但是实际上，有些资料并不符合上述条件，甚至常常分布是未知的。本部分讨论的非参数检验，是可以不考虑总体分布类型是否已知，不比较总体参数，只比较总体分布的位置是否相同的统计方法。这种统计方法，即非参数统计中一种常用的检验方法——秩和检验，其中“秩”又称等级，即次序号的和称“秩和”，秩和检验就是用秩和作为统计量进行假设检验的方法。

实际工作中，非参数统计方法可以发挥作用的情况有资料分布不明；或者资料呈偏态分布；不能或未加精确测量的资料（包括等级资料）。

## 一 配对设计资料的符号秩和检验

配对设计资料的符号秩和检验是配对设计的非参数检验。

1. 基本思想　配对设计的资料应采用符号秩和检验，其基本思想是若检验假设成立，则差值的总体分布应是对称的，故正负秩和相差不应悬殊。如果 $H_0$ 成立，即差值的总体中位数为 0，则理论上样本的正负秩和应相等，即 $T$ 值应为总秩和 $n(n+1)/2$ 的一半；由于存在抽样误差，$T$ 应接近 $n(n+1)/4$，$T$ 越小，$T$ 与 $n(n+1)/4$ 的差距越大，相应的 $P$ 值就越小，当 $P\leqslant\alpha$ 时，拒绝 $H_0$。

2. 配对设计的两样本比较

**【例 6-5】** 临床某医生研究白癜风患者的 IL-6 指标在白斑部位与正常部位有无差异，调查的资料如表 6-12 所示。

**表 6-12　白癜风患者的不同部位 IL-6 指标（pg/ml）**

| 患者号<br>（1） | 白斑部位<br>（2） | 正常部位<br>（3） | $D$=正常−白斑<br>（4） | 秩次<br>（5） |
|---|---|---|---|---|
| 1 | 40.03 | 88.57 | 48.54 | 6 |
| 2 | 97.13 | 80.00 | −17.13 | −3 |
| 3 | 80.32 | 123.72 | 43.40 | 4 |
| 4 | 25.32 | 39.03 | 13.71 | 2 |
| 5 | 19.61 | 24.37 | 4.76 | 1 |
| 6 | 14.50 | 92.75 | 78.25 | 8 |
| 7 | 49.63 | 121.57 | 71.94 | 7 |
| 8 | 44.56 | 89.76 | 45.20 | 5 |
| 合计 | | | | $T_+=33/T_-=3$ |

（1）建立假设检验。

$H_0$：差值的总体中位数为零，即 $M_d=0$。

$H_1$：差值的总体中位数不为零，即 $M_d\neq0$。

$\alpha=0.05$。

（2）编秩次并计算检验统计量

计算每个对子的差值 $D$，见表 6-12 第（4）列。

编秩次。依差值绝对值，从小到大编秩，并按差值的正负标上正负号。编秩时，在正负号不同的差数中，若有绝对值相等的观测值，则取其平均秩次。对差值为 0 的对子，舍去不计，相应地总的对子数也要减去其对子数，记为 $n$，见表 6-12 第（5）列。

求秩和。分别求正负秩次之和 $T_+$与 $T_-$并以绝对值较小者作为统计量 $T$ 值，如式（6-14）所示：

$$T=\min(T_+,T_-) \tag{6-14}$$

本例 8 个对子，秩和为 $T_+=33$，$T_-=3$，则统计量：

$$T=\min（T_+，T_-）=3$$

正、负秩和相加应等于总秩和，即 $T_+ + T_- = \dfrac{n(n+1)}{2}$，通过对其计算可以判断 $T_+$和 $T_-$的计算是否有误。

（3）查表确定 $P$ 值范围并判断结果。

当 $n \leqslant 25$ 时，可查附表 8 的 $T$ 界值表，$T$ 越小，则 $P$ 越小。当 $T$ 恰为附表中的界值时，$P$ 值一般都小于表中对应的概率值。应该注意，当 $n>25$ 时，无法查附表 8，可用正态近似法计算 $u$ 值进行 $u$ 检验，当相同秩次较多时 $u$ 值需进行校正。

本例 $n$=8，查 $T$ 界值表 $T_{0.05(8)}$=3～33，$T$=3 落在界点上，$P<0.05$，按 $\alpha$=0.05 水准，拒绝 $H_0$，可认为白斑部位与正常部位的 IL-6 有差异，因为负秩和小（$T_-$=3）可看出白斑部位 IL-6 指标小于正常部位。

3. 频数表资料的比较。

**【例 6-6】** 对 28 名有轻度牙周疾病的成年人，指导他们实行良好的口腔卫生习惯，6 个月后，牙周情况好转程度由高到低给予分数+3、+2、+1，牙周情况变差程度依次给予分数−1、−2、−3，没有变化给予 0 分。数据如表 6-13 所示，试对此项指导的结果进行评价。

**表 6-13 实行良好口腔卫生习惯 6 个月后牙周情况的变化程度**

| 变化对应的分数 | 人数 | 变化对应的分数 | 人数 |
|---|---|---|---|
| +3 | 4 | −1 | 4 |
| +2 | 5 | −2 | 2 |
| +1 | 6 | −3 | 2 |
| 0 | 5 | | |

（1）建立假设检验。

$H_0$：差值的总体中位数为零。

$H_1$：差值的总体中位数不为零。

$\alpha$=0.05。

（2）计算检验统计量。

设变化对应的分数为 $d$，编秩及计算正负秩和如表 6-14 所示。

表 6-14 正负秩和计算表

| d | 频数 | | | 秩次范围 | 平均秩次 | 负秩和 | 正秩和 |
|---|---|---|---|---|---|---|---|
| | − | + | 小计 | | | | |
| (1) | (2) | (3) | (4) | (5) | (6) | (7)=(2)×(6) | (8)=(3)×(6) |
| 1 | 4 | 6 | 10 | 1～10 | 5.5 | 22 | 33 |
| 2 | 2 | 5 | 7 | 11～17 | 14.0 | 28 | 70 |
| 3 | 2 | 4 | 6 | 18～23 | 20.5 | 41 | 82 |
| 合计 | 8 | 15 | 23 | | | $T_-$=91 | $T_+$=185 |

（3）查表及结论。

查 $T$ 界值，$T_{0.05(23)}$=73～203。因为 $T$=min（$T_+$，$T_-$）=$T_-$=91＞73，故 $P$＞0.05，按 $\alpha$=0.05 水准，不拒绝 $H_0$，即对 28 名有轻度牙周疾病的成年人，实行良好的口腔卫生习惯 6 个月后，牙周情况尚无显著好转。

本例若用 $u$ 检验，由于上述资料相同秩次较多，可用校正式式（6-15）。

$$u=\frac{|T-n(n+1)/4|-0.5}{\sqrt{\dfrac{n(n+1)(2n+1)}{24}-\dfrac{\sum(t^3-t)}{48}}} \tag{6-15}$$

$$u=\frac{|91-23(23+1)/4|-0.5}{\sqrt{\dfrac{23(23+1)(2\times23+1)}{24}-\dfrac{(103-10)+(73-7)+(63-6)}{48}}}$$

$$=1.44$$

1.44＜$u_{0.05/2}$=1.96，故 $P$＞0.05，按 $\alpha$=0.05 水准，不拒绝 $H_0$，结论同前。

## 二 两独立样本比较的秩和检验

前面曾介绍了两独立样本均数的比较，但是样本资料要求总体服从正态分布，当此条件不满足时，可采用本节介绍的 Wilcoxon Mann-Whitney test 方法，其目的是比较两独立样本分别代表的总体分布有无差异。

1. 基本思想　如果 $H_0$ 成立，则两样本来自分布相同的总体，两样本的平均秩次 $T_1/n_1$ 与 $T_2/n_2$ 应相等或很接近，且都和总体的平均秩次（$N$+1）/2 相差很小。含量为 $n_1$ 样本的秩和 $T_1$，应在 $n_1$（$N$+1）/2 的左右变化，当 $T$ 值偏离此值太远，$H_0$ 发生的可能性就很小；若偏离出给定界值所确定的范围，即 $P$＜$\alpha$ 时，拒绝 $H_0$。

2. 数值变量两独立样本比较

**【例 6-7】** 对无淋巴细胞转移与有淋巴细胞转移的胃癌患者进行随访，观察其生存时间，如表 6-15 所示，问两组患者的生存时间是否不同？

表 6-15 两组患者的生存时间（月）

| 无淋巴细胞转移 | | 有淋巴细胞转移 | |
|---|---|---|---|
| 时间 | 秩次 | 时间 | 秩次 |
| 12 | 4.5 | 5 | 1 |
| 25 | 10 | 8 | 2 |
| 27 | 11 | 12 | 4.5 |
| 29 | 12.5 | 12 | 4.5 |

续表

| 无淋巴细胞转移 | | 有淋巴细胞转移 | |
|---|---|---|---|
| 时间 | 秩次 | 时间 | 秩次 |
| 38 | 17 | 12 | 4.5 |
| 42 | 19 | 17 | 7 |
| 46 | 20 | 21 | 8 |
| 46 | 21 | 24 | 9 |
| 56 | 23 | 29 | 12.5 |
| 60 | 24 | 30 | 14 |
| | | 34 | 15 |
| | | 36 | 16 |
| | | 40 | 18 |
| | | 48 | 22 |
| $n_1$=10 | $T_1$=162 | $n_2$=14 | $T_2$=138 |

（1）建立假设检验。

$H_0$：两组患者的生存时间总体分布相同。

$H_1$：两组患者的生存时间长短不同。

$\alpha$=0.05。

（2）编秩次并计算检验统计量。

编秩次。将两样本 24 个数据混合，由小到大统一编秩，属不同组的相同观察值取原秩次的平均秩次，见表 6-15 的“秩次”一列，由于两组生存时间有相同的观察值 12 与 29，原秩次分别应为 3、4、5、6 与 12、13，所以取平均秩次后每一个分别为 4.5 与 12.5，同一组内的相同值也可以按照排列的顺序取秩次，而不取平均秩次，因为它不影响该组总的秩和。

求秩和。设 $n_1$ 与 $n_2$ 分别为两样本的含量，规定 $n_1<n_2$，两组合计例数 $N=n_1+n_2$，分别计算两样本含量为 $n_1$ 和 $n_2$ 组对应的秩和 $T_1$ 和 $T_2$，取样本含量小的 $n_1$ 的秩和 $T_1$ 为统计量 $T$ 值。本例两组例数各为 10 和 14，取较小者为 $n_1$，因此 $n_1$=10，$T_1$=162，故统计量 $T=T_1$=162。

（3）查表确定 $P$ 值并作出结论。

当 $n_1<10$，$n_2-n_1\leqslant 10$ 时，查附表 9 的 $T$ 界值表，$T$ 值在表中范围外（包括端点时），$P$ 值小于表中对应的概率值；$T$ 值在表中范围内，$P$ 值大于表中对应的概率值。

本例 $n_2-n_1$=4，按 $\alpha$=0.05，查 $T$ 值表（附表 9）得范围 91～159。因为 $T$=162>159，超出范围，故 $P<0.05$，拒绝检验假设 $H_0$，即两组患者的生存时间不同，由于编秩次采用由小到大的顺序，因此平均秩次大的其实际水平高，平均秩次水平小的其实际水平低。无转移组的平均秩次为 162/10=16.2，而有转移组平均秩次为 138/14=9.86，小于无转移组，所以无转移组的平均时间长于有转移组。

当 $n_1$ 与 $n_2$ 超出 $T$ 界值表的范围时，可按近似正态用 $u$ 检验，见式（6-16）：

$$u=\frac{|T-n_1(N+1)/2|-0.5}{\sqrt{n_1 n_2(N+1)/12}} \qquad (6\text{-}16)$$

当相同秩次较多时（如等级资料），采用校正公式式（6-17）：

$$u_c=\frac{u}{\sqrt{C}} \qquad C=1-\sum\frac{t_j^3-t_j}{N^3-N} \qquad (6\text{-}17)$$

其中 $t_j$ 为相同秩次的个数。

3. 频数表资料（或有序分类资料）的两样本比较。

**【例 6-8】** 44 例健康人与 24 例慢性气管炎患者痰液嗜酸粒细胞数的测量值如表 6-16 的（2）、（3）栏所示，问健康人与慢性气管炎患者痰液嗜酸粒细胞数有无显著差别?

表 6-16 两组人痰嗜酸粒细胞的秩和计算

| 嗜酸粒细胞（1） | 健康人（2） | 患者（3） | 秩范围（4） | 平均秩次（5） | 患者组的秩和（6）=（3）×（5） |
|---|---|---|---|---|---|
| − | 5（11.4） | 11（45.8） | 1～16 | 8.5 | 93.5 |
| + | 18（40.9） | 10（41.7） | 17～44 | 30.5 | 305.0 |
| ++ | 16（36.3） | 3（12.5） | 45～63 | 54.0 | 162.0 |
| +++ | 5（11.4） | 0（0） | 64～68 | 66.0 | 0 |
| 合计 | 44 | 24 | | | $T_1$=560.5 |

（1）建立假设检验。

$H_0$：健康人与患者痰液嗜酸粒细胞总体分布相同。

$H_1$：健康人与患者痰液嗜酸粒细胞总体分布不同。

$\alpha$=0.05。

（2）编秩次并计算检验统计量。

表 6-16 中第（4）列系按第（2）与（3）列数据统一编的秩号，第（5）列为各等级的平均秩号，第（6）列是较小样本的秩和 $T_1$=560.5，依式（6-17）计算：

$$u=\frac{\left|560.5-24\times(68+1)/2\right|-0.5}{\sqrt{\dfrac{44\times24\times(68+1)}{12}}}=3.426$$

$$C=1-\frac{16^3-16+28^3-28+19^3-19+5^3-5}{68^3-68}=0.895\,1$$

$$u_c=\frac{u}{\sqrt{C}}=3.62$$

（3）确定 $P$ 值，作出结论。

由于 $u_{0.05/2}$=1.96，3.62＞1.96，故 $P$＜0.05，有统计学意义，所以拒绝 $H_0$，接受 $H_1$，可认为两总体分布不同。

## 三 多个独立样本比较的秩和检验

1. 基本思想　多个独立样本比较的秩和检验是由 Kruskal 和 Wallis 在 Wilcoxon 秩和检验的基础上扩展而来，又称为 K-W 检验或 $H$ 检验。该检验的目的是推断多组样本分别代表的总体分布是否不同。其基本思想与两样本的秩和相同；$H$ 检验适用于方差不齐或不服从正态分布的多组计量资料的比较；$H$ 检验还可用于多组有序分类资料的比较或者多组无法精确测量资料间的比较。

设有 $k$ 组样本，每组样本含量为 $n_i$（$i$=1，…，$k$），总例数 $N=\sum n_i$，各组秩和为 $T_i$。则检验统计量 $H$ 由式（6-18）计算：

$$H=\frac{12}{N(N+1)}\sum\frac{T_i}{n_i}-3(N+1) \tag{6-18}$$

当相同秩次较多时（如超过 25%），应计算校正值 $H_c$，如式（6-19）：

$$H_c = \frac{H}{C} \qquad C = 1 - \sum \frac{t_j^3 - t_j}{N^3 - N} \tag{6-19}$$

2. 数值变量多个样本比较

**【例 6-9】** 研究白血病时，测定四组鼠脾 DNA 的含量，结果列于表 6-17 的（1）、（3）、（5）、（7）列（已分别由小到大排列）。试分析各组 DNA 含量有无差别？

（1）建立假设检验。

$H_0$：四组鼠脾 DNA 含量的总体分布相同。

$H_1$：四组鼠脾 DNA 含量不同或不全相同。

$\alpha$=0.05。

（2）编秩次并计算检验统计量。

编秩次。将各组数据混合统一从小到大编秩次，对相等的数值，如果分属不同组时应取平均秩次。本例四个样本总例数 $N$=8+7+9+8=32，将四个样本 32 个观察值统一由小到大编秩，见表 6-17 第（2）、（4）、（6）、（8）列，其中有两个测量值为 10.5mg，有三个测量值为 12.3mg，均取各自的平均秩次。

求秩和。分别计算各组的秩和 $T_i$，可用关系式 $\sum T_i = \frac{N(N+1)}{2}$ 检验 $T_i$ 的计算是否正确。

按式（6-18）计算 $H$ 值。

$$H = \frac{12}{32(32+1)}\left(\frac{216^2}{8} + \frac{134^2}{7} + \frac{123.5^2}{9} + \frac{54.5^2}{8}\right) - 3(32+1)$$
$$= 19.94$$

表 6-17　各组鼠脾 DNA 含量（mg）的秩和计算

| 正常脾 | | 自发性白血病 | | 移植白血病甲 | | 移植白血病乙 | |
|---|---|---|---|---|---|---|---|
| 含量（1） | 秩次（2） | 含量（3） | 秩次（4） | 含量（5） | 秩次（6） | 含量（7） | 秩次（8） |
| 12.3 | 18 | 10.8 | 8 | 9.3 | 1 | 9.5 | 2 |
| 13.2 | 22 | 11.6 | 13 | 10.3 | 3.5 | 10.3 | 3.5 |
| 13.7 | 26 | 12.3 | 18 | 11.1 | 11 | 10.5 | 5 |
| 15.2 | 28 | 12.7 | 21 | 11.7 | 14 | 10.5 | 6 |
| 15.8 | 29 | 13.5 | 23 | 11.7 | 15 | 10.5 | 7 |
| 16.9 | 30 | 13.5 | 24 | 12.0 | 16 | 10.9 | 9 |
| 17.3 | 31 | 14.8 | 27 | 12.3 | 18 | 11.0 | 10 |
| 17.4 | 32 | | | 12.4 | 20 | 11.5 | 12 |
| | | | | 13.6 | 25 | | |
| $n_1$=8 | $T_1$=216 | $n_2$=7 | $T_2$=134 | $n_3$=9 | $T_3$=123.5 | $n_4$=8 | $T_4$=54.5 |

（3）确定 $P$ 值，作出结论。

确定 $P$ 值的方法有两种：

1）当比较的组数为 $k$=3（即三样本比较），且每组样本例数为 $n_1 \leqslant 5$ 时，用观察例数 $n_1$ 直接查附表 10（$H$ 界值表），确定 $P$ 值。

2）当处理组数较多，各处理组样本含量较大时，$H$ 值的分布近于自由度为 $v = k-1$ 的 $\chi^2$ 分布。故当 $n_i$、$k$ 较大，附表 10 查不到 $H$ 界值时，可查 $\chi^2$ 界值表，近似确定 $P$ 值。

本例 $k$=4，$v = k-1$=3，查 $\chi^2$ 界值表，$\chi^2_{0.05,3}$=7.81，因 19.94＞7, 81，故 $P$＜0.05。按 $\alpha$=0.05

水准，拒绝 $H_0$，接受 $H_1$，故可认为四组 DNA 含量有显著的差别。

3. 频数表资料（或有序分类资料）的多个样本比较。

**【例 6-10】** 表 6-18 第（2）～（4）列为霍乱菌苗不同途径免疫 21 天后血清抗体滴度水平测定结果，问各组间的血清抗体滴度水平之间差异是否有统计学意义？

（1）建立假设检验。

$H_0$：三组血清抗体滴度的总体分布相同。

$H_1$：三组血清抗体滴度水平不全相同。

$\alpha$=0.05。

（2）计算检验统计量。

本例做多组秩和检验，表 6-18 中第（7）列是各滴度的平均秩次，以各组的例数乘以平均秩次，即得第（8）～（10）列滴度的各组秩和。

**表 6-18 三种不同途径免疫 21 天后血清抗体滴度的分布与秩和计算**

| 抗体滴度 | 气雾 | | 皮下注射 | 合计 | 秩次范围 | 平均秩次 | 秩和 | | |
|---|---|---|---|---|---|---|---|---|---|
| （1） | 80 亿（2） | 100 亿（3） | （4） | （5） | （6） | （7） | 80 亿（8） | 100 亿（9） | 皮下（10） |
| 1∶10 | 2 | 4 | 2 | 8 | 1～8 | 4.5 | 9 | 18 | 9 |
| 1∶20 | 15 | 7 | 1 | 23 | 9～31 | 20 | 300 | 140 | 20 |
| 1∶40 | 10 | 12 | 13 | 35 | 32～66 | 49 | 490 | 588 | 637 |
| 1∶80 | 5 | 7 | 9 | 21 | 67～87 | 77 | 385 | 539 | 693 |
| 1∶160 | 1 | 2 | 5 | 8 | 88～95 | 91.5 | 91.5 | 183 | 475.5 |
| 1∶320 | – | – | 1 | 1 | 96 | 96 | – | | 96 |

由式（6-18）计算得

$$H=\frac{12}{N(N+1)}\sum\frac{T_1^2}{n_i}-3(N+1)$$

$$=\frac{12}{96(96+1)}(\frac{1275.5^2}{33}+\frac{1468^2}{32}+\frac{1912^2}{31})-3(96+1)$$

$$=11.36$$

由于各组相同例数较多，需用式（6-19）校正：

$$H_c=\frac{H}{1-\frac{\sum(t_i^3-t_i)}{N^3-N}}$$

$$=\frac{11.36}{1-\frac{8^3-8+23^3-23+35^3-35+21^3-21+8^3-8}{96^3-96}}$$

$$=12.27$$

（3）确定 $P$ 值，作出结论。

本例 $k$=3，$\nu=k-1$=2，查 $\chi^2$ 界值表，$\chi^2_{0.01,2}$=9.21，因 12.27>9.21，故 $P$<0.01。按 $\alpha$=0.05 水准，拒绝 $H_0$，接受 $H_1$，故可认为三组血清抗体滴度水平的差别有统计学意义。

（周 莉 黎逢保）

## 目标检测

### 一、是非题（正确记"+"，错误记"–"）

1. 多个均数差别的假设检验，$F>F_{0.05,\ v}$，可认为各组均数都不相同。(　　)
2. 当组数等于 2 时，对于同一资料，方差分析结果与 $t$ 检验结果相同。(　　)
3. 方差分析的主要目的是比较各样本均数之间有无差别。(　　)
4. 多个样本均数的两两比较可用成组 $t$ 检验。(　　)
5. 方差分析可用于比较两个以上样本均数之间有无差异。(　　)
6. 进行 4 个样本均数之间的比较，若 $P<0.05$，则可认为各样本均数之间有差别，但不能认为各均数彼此之间都有差别。(　　)
7. 当比较的各样本所代表的总体方差相等时，才能进行方差分析。(　　)
8. 完全随机设计的资料可用随机区组方差分析进行统计处理以提高统计效率。(　　)
9. 随机区组设计的资料可用完全随机方差分析进行统计处理，但这样做就降低了统计效率。(　　)
10. 如果随机区组设计的资料用完全随机设计方差分析来分析，那么前者的 $SS_{区组}+SS_{误差}$等于的 $SS_{组内}$，这样做就降低了统计效率。(　　)

### 二、单项选择题

**$A_1/A_2$ 型题**

1. 完全随机设计方差分析中从总变异中分出组间变异和组内变异是指(　　)
   A. 从总均方中分出组间均方和组内均方
   B. 从组内离均差平方和分出组间离均差平方和
   C. 从组内离均差平方和分出组间离均差平方和和组内离均差平方和
   D. 从组间离均差平方和分出组间与组内的离均差平方和
   E. 以上都不对
2. 随机区组设计资料的方差分析将总变异分为(　　)
   A. 组间变异、组内变异两部分
   B. 处理、区分、误差三部分
   C. 抽样、系统、随机测量三部分
   D. 标准差、标准误两部分
   E. 以上说法都不对
3. 随机区组设计资料的方差分析中，处理组 $F$ 值的计算公式为(　　)
   A. $MS_{区组}/MS_{误差}$　　B. $MS_{区组}/MS_{误差}$
   C. $MS_{处理}/MS_{误差}$　　D. $MS_{处理}/MS_{区组}$
   E. $MS_{误差}/MS_{处理}$
4. 完全随机设计方差分析中(　　)
   A. $SS_{组间}$不会小于 $SS_{组内}$
   B. $SS_{组内}$不会小于 $SS_{组间}$
   C. $MS_{组间}$不会小于 $MS_{组内}$
   D. $F$ 值不可能是负数
   E. $F$ 值可能是负数
5. 方差分析中，当 $F>F_{0.05,\ v}$，$P<0.05$ 时，结果是(　　)
   A. 可认为各样本均数都不相等
   B. 证明各总体均数不等或不全相等
   C. 可认为各总体均数都不相等
   D. 可认为各总体均数不等或不全相等
   E. 证明各总体均数都不全相等
6. 以下方法中哪项可用于方差齐性检验(　　)
   A. SNK-$q$ 检验法　　B. LSD-$t$ 检验法
   C. Bonfferoni 法　　D. Bartlett $\chi^2$ 检验法
   E. 以上都不对
7. 对医学计量资料成组比较，相对参数检验来说，非参数秩和检验的优点是(　　)
   A. 适用范围广
   B. 检验效能高
   C. 检验结果更准确
   D. 充分利用资料信息
   E. 不易出现假阴性错误
8. 对于计量资料的比较，在满足参数法条件下用非参数方法分析，可能产生的结果是(　　)
   A. 增加Ⅰ类错误　　B. 增加Ⅱ类错误

C. 减少Ⅰ类错误　　D. 减少Ⅱ类错误

E. 两类错误都增加

9. 两样本比较的秩和检验，如果样本含量一定，两组秩和的差别越大说明（　　）

A. 两总体的差别越大

B. 两总体的差别越小

C. 两样本的差别可能越大

D. 越有理由说明两总体有差别

E. 越有理由说明两总体无差别

10. 在一项临床试验研究中，疗效分为“痊愈、显效、有效、无效”四个等级，现欲比较试验组与对照组治疗效果有无差别，宜采用的统计方法是（　　）

A. Wilcoxon 秩和检验

B. 2×4 列联表 $\chi^2$ 检验

C. 四格表 $\chi^2$ 检验

D. Fisher 确切概率法

E. 计算标准化率

## 三、综合分析题

1. 某医院测定 10 名受试者针刺膻中穴前后痛阈的数据，见下表，试分析针刺膻中穴前后痛阈值的差异有无统计学意义？

**10 名受试者针刺膻中穴前后痛阈资料**

| 编号 | 针刺前 | 针刺后 | 编号 | 针刺前 | 针刺后 |
|---|---|---|---|---|---|
| 1 | 600 | 610 | 6 | 1125 | 1425 |
| 2 | 600 | 700 | 7 | 1400 | 1350 |
| 3 | 685 | 575 | 8 | 750 | 825 |
| 4 | 1050 | 600 | 9 | 1000 | 800 |
| 5 | 900 | 600 | 10 | 1500 | 1400 |

2. 8 名健康男子服用肠溶醋酸棉酚片前后的精液中精子浓度检查结果见下表（服用时间为 3 个月），问服用肠溶醋酸棉酚片前后精液中精子浓度有无下降？

**8 名健康男子服用肠溶醋酸棉酚片前后精液中精子浓度（万/ml）**

| 编号 | 服药前 | 服药后 | 编号 | 服药前 | 服药后 |
|---|---|---|---|---|---|
| 1 | 600 | 660 | 5 | 6 000 | 6 300 |
| 2 | 22 000 | 5 600 | 6 | 6 500 | 1 200 |
| 3 | 5 900 | 3 700 | 7 | 26 000 | 1 800 |
| 4 | 4 400 | 5 000 | 8 | 5 800 | 2 200 |

# 第7章 分类资料的假设检验

**案例 7-1**

如某地两医院，甲医院收治、随访宫颈癌患者 560 人，五年生存者 320 人；乙医院收治、随访宫颈癌患者 630 人，五年生存者 375 人。

**问题**：1. 这些资料属于什么类型？

2. 如果要比较两医院宫颈癌五年生存率有无差别，该怎样处理？

分类资料进行比较时同样需要进行假设检验，常用的方法有 $u$ 检验和 $\chi^2$ 检验两种。

## 第1节 率的 $u$ 检验

当样本例数较大，样本率 $p$ 和 $1-p$ 均不太小，且 $np$ 和 $n(1-p)$ 均大于 5 时，样本率的频数分布近似正态分布，故应用正态分布的原理对两个率的差异进行假设检验，称为 $u$ 检验。

### 一 样本率与总体率的比较

样本率 $p$ 和总体率 $\pi$ 比较的 $u$ 检验，其公式为式（7-1）：

$$u = \frac{|p-\pi_0|}{\sqrt{\pi_0(1-\pi_0)/n}} \tag{7-1}$$

式中 $\pi_0$ 为总体率，一般为理论值、经验值、大量观察得到的稳定值。

**【例 7-1】** 根据以往经验，一般溃疡病患者有 20%发生胃出血症状。现某医院观察 65 岁以上溃疡患者 304 例，其中有 96 例发生胃出血症状。试问老年患者胃出血情况与一般患者有无不同?

1. 建立假设和确定检验水准。

$H_0$：老年人胃溃疡出血率与一般胃溃疡患者相同，即 $\pi=\pi_0$。

$H_1$：老年人胃溃疡出血率与一般胃溃疡患者不同，即 $\pi \neq \pi_0$。

双侧，$\alpha = 0.05$。

2. 计算 $u$ 值。

$n = 304$，$p = 96/304 = 0.315\,8$，$\pi_0 = 20\% = 0.200\,0$

代入式（7-1），得

$$u=\frac{|0.3158-0.2000|}{\sqrt{0.2000\times(1-0.2000)/304}}=\frac{0.1158}{0.0229}=5.057$$

3. 确定 $P$ 值。

不必查表，双侧检验以 $u$ =1.96 时，$P$=0.05，$u$ =2.58 时，$P$=0.01 做判断。本例 $u$ =5.06＞$u_{0.01}$=2.58，故 $P$＜0.01。

4. 判断结果。

按 $\alpha$ =0.05 水准，拒绝 $H_0$，接受 $H_1$，认为老年溃疡病患者与一般患者有所不同，老年溃疡病患者较易发生胃出血。

## 二 两个样本率的比较

两个样本率比较的 $u$ 检验，其 $u$ 值计算公式为式（7-2）：

$$u=\frac{p_1-p_2}{S_{p_1-p_2}} \quad (7\text{-}2)$$

$$s_{p_1-p_2}=\sqrt{\frac{x_1+x_2}{n_1+n_2}\left(1-\frac{x_1+x_2}{n_1+n_2}\right)\left(\frac{1}{n_1}+\frac{1}{n_2}\right)} \quad (7\text{-}3)$$

式中，$n_1$、$n_2$ 分别为两个样本含量；$x_1$、$x_2$ 分别表示两样本发生某现象的观察单位数；$p_1$、$p_2$ 分别为两个样本率；$s_{p_1-p_2}$ 为两样本率相差的标准误。

**案例 7-1 解析**

1. 本资料为典型的二分类资料。

2. 要比较两医院宫颈癌五年生存率有无差别，需要进行率的假设检验，解答过程见例 7-2、例 7-3。

**【例 7-2】** 请解答案例 7-1 中两医院宫颈癌五年生存率差别的问题。

1. 建立假设和确定检验水准。

$H_0$：两医院宫颈癌五年生存率相同，即 $\pi_1=\pi_2$。

$H_1$：两医院宫颈癌五年生存率不同，即 $\pi_1\neq\pi_2$。

双侧；$\alpha=0.05$。

2. 计算 $u$ 值。

$n_1=560$，$x_1=320$，$p_1=x_1/n_1=320/560=57.14\%$ =0.571 4

$n_2=630$，$x_2=375$，$p_2=x_2/n_2=375/630=59.52\%$ =0.595 2

$$\begin{aligned}s_{p_1-p_2}&=\sqrt{\frac{x_1+x_2}{n_1+n_2}\left(1-\frac{x_1+x_2}{n_1+n_2}\right)\left(\frac{1}{n_1}+\frac{1}{n_2}\right)}\\&=\sqrt{\frac{320+375}{560+630}\left(1-\frac{320+375}{560+630}\right)\left(\frac{1}{560}+\frac{1}{630}\right)}\\&=0.0286\end{aligned}$$

$$u=\frac{|0.5714-0.5952|}{0.0286}=0.8321$$

3. 确定 $P$ 值。

本例 $u$ =0.832 1＜$u_{0.05}$=1.96，故 $p$＞0.05。

4. 判断结果。

按 $\alpha$=0.05 水准，不拒绝 $H_0$，可认为两医院宫颈癌患者五年生存率没有差别。

两个样本率的比较可用 $u$ 检验，还可用 $\chi^2$ 检验。

# 第2节 $\chi^2$ 检验

## 一 $\chi^2$检验的基本思想概述

分类变量资料中两个或多个样本率或构成比之间的差异有无统计学意义，可以采用 $\chi^2$ 检验（Chi-square test），也称卡方检验。卡方检验是用途非常广的一种假设检验方法，它在分类资料统计推断中的应用包括：两个率或两个构成比比较的 $\chi^2$ 检验；多个率或多个构成比比较的 $\chi^2$ 检验；双向无序分类资料的相关分析等。

$\chi^2$ 检验统计量 $\chi^2$ 值的基本公式（也称为 Pearson $\chi^2$ 值）：

$$\chi^2 = \sum \frac{(A-T)^2}{T} \tag{7-4}$$

$$v = (R-1)(C-1) \tag{7-5}$$

$$T_{RC} = \frac{n_R \cdot n_C}{n} \tag{7-6}$$

上述公式中，$\chi^2$ 为检验统计量，$A$ 为实际观察到的频数，$T$ 为根据检验假设 $\pi_1 = \pi_2$ 确定的理论频数；$v$ 是自由度，$R$ 为行数，$C$ 为列数；$T_{RC}$ 为第 $R$ 行第 $C$ 列的理论频数，$n_R$ 为相应行的合计数，$n_C$ 为相应列的合计数，$n$ 为总例数。从式（7-4）可以看出 $\chi^2$ 值实际上是反映了样本实际频数与理论频数的吻合程度。

$\chi^2$ 检验的基本思想：如果检验假设 $H_0$ 成立，则实际频数与相应的理论频数应比较接近，其差值会小，则 $\chi^2$ 值也会小；反之，若检验假设 $H_0$ 不成立，则实际频数与相应的理论频数应比较悬殊，其差值会大，则 $\chi^2$ 值也会大。由式（7-4）还可以看出：$\chi^2$ 值的大小还取决于 $\frac{(A-T)^2}{T}$ 个数的多少（严格地说是自由度的大小）。由于各 $\frac{(A-T)^2}{T}$ 皆是正值，故自由度 $v$ 越大，其 $\chi^2$ 也会越大；所以只有考虑了自由度 $v$ 的影响，$\chi^2$ 值才能正确地反映实际频数 $A$ 与理论频数 $T$ 的吻合程度。

数理统计证明：$\chi^2$ 值服从于 $\chi^2$ 分布，不同自由度的 $\chi^2$ 分布不同，相应的界值可查 $\chi^2$ 分布界值表（附表 7）得到。$\chi^2$ 检验时，要根据自由度 $v$ 查 $\chi^2$ 界值表，当自由度 $v$ 确定后，$\chi^2$ 分布曲线下右侧尾部的面积为 $\alpha$ 时，横轴上相应的 $\chi^2$ 值记作 $\chi^2_{\alpha,v}$，即 $\chi^2$ 分布的分位数，$\chi^2$ 值与 $P$ 值的对应关系见附表 7。由附表 7 可知，在自由度确定后，$\chi^2$ 值越大，$P$ 值越小；反之，$\chi^2$ 值越小，$P$ 值越大。如果确定检验水准为 $\alpha$，当 $\chi^2 \geqslant \chi^2_{\alpha,v}$ 时，$P \leqslant \alpha$，拒绝 $H_0$；当 $\chi^2 < \chi^2_{\alpha,v}$ 时，$P > \alpha$，尚没有理由拒绝 $H_0$。

按照设计类型不同，可将 $\chi^2$ 检验分为四格表 $\chi^2$ 检验、配对 $\chi^2$ 检验、行×列表 $\chi^2$ 检验等。

## 二 四格表资料的 $\chi^2$ 检验

比较两个样本率之间差别有无统计学意义，可用率的 $u$ 检验完成（前述），也可用四格表资料的 $\chi^2$ 检验完成。

**【例 7-3】** 请解答案例 7-1 中两医院宫颈癌五年生存率差别的问题。

案例 7-1 中的数据可整理成表 7-1。

**表 7-1 某地两医院宫颈癌收治随访五年生存率比较**

| 医院 | 生存人数 | 死亡人数 | 合计 | 生存率（%） |
|---|---|---|---|---|
| 甲医院 | 320（$a$，327） | 240（$b$，233） | 560（$a+b$） | 57.14 |
| 乙医院 | 375（$c$，368） | 255（$d$，262） | 630（$c+d$） | 59.52 |
| 合计 | 695（$a+c$） | 495（$b+d$） | 1190（$a+b+c+d$） | 58.40 |

表 7-1 中，$a$、$b$、$c$、$d$ 是 4 个基本数据，占四个格子，其他周边的数据都是由这 4 个数据推算出来的，这种资料类型称为四格表资料，也称为 2×2 表。下面介绍四格表 $\chi^2$ 检验的基本步骤：

1. 建立检验假设，确定检验水准。

$H_0$：$\pi_1=\pi_2$，即两医院五年生存率相等。

$H_1$：$\pi_1\neq\pi_2$，即两医院五年生存率不相等。

$\alpha$= 0.05。

2. 在 $H_0$ 成立的前提下，计算检验统计量。

先要确定各格子的理论频数 $T_{RC}$。理论频数 $T$ 是根据检验假设 $H_0$：$\pi_1=\pi_2$ 确定的。检验假设是两医院宫颈癌五年总体生存率相等，均等于 58.40%。则理论上，甲医院 560 例患者的五年生存数应为 560×（695/1190）=327，死亡数应为 560×（495/1190）=233；同理，乙医院 630 例患者的五年生存数应为 630×（695/1190）=368，死亡数应为 630×（495/1190）= 262。由于四格表资料的自由度 $v=(R-1)\cdot(C-1)$=（2–1）×（2–1）=1，意味着在四格表周边合计数固定不变的情况下，4 个基本数据当中只有一个可以自由取值。因此，对于四格表资料在根据式（7-6）推算出一个格子的理论数 $T_{RC}$ 后，相邻的其他格子的理论数用周边合计数减去已经计算出来的理论数即可得出。见表 7-1，括号内为理论频数。

按照式（7-3）计算 $\chi^2$ 值

$$\chi^2=\sum\frac{(A-T)^2}{T}=\frac{(320-327)^2}{327}+\frac{(240-233)^2}{233}+\frac{(375-368)^2}{368}+\frac{(255-262)^2}{262}=0.680\,3$$

按照式（7-4）计算 $v$

$$v=(R-1)\cdot(C-1)=（2–1）×（2–1）=1$$

3. 确定 $P$ 值。

以 $v$=1 查附表 7 的 $\chi^2$ 界值表，$\chi^2_{0.05,1}$=3.84。

0.680 3<3.84，故 $P$>0.05。

4. 判断结果。

$P$>0.05，故按照 $\alpha$=0.05 水准，不拒绝 $H_0$，差异无统计学意义，可以认为两医院宫颈癌五年生存率相等。

在实际应用过程中，为了省去理论频数的步骤，简化计算公式，常用四格表资料的$\chi^2$检验专用公式式（7-7）来计算统计量$\chi^2$值：

$$\chi^2=\frac{(ad-bc)^2\cdot n}{(a+b)(a+c)(b+d)(c+d)} \tag{7-7}$$

式中$a$、$b$、$c$、$d$是四格表的实际频数；（$a+b$）、（$a+c$）、（$b+d$）、（$c+d$）是周边合计的数，$n$为总例数，$n=a+b+c+d$。

现以上例为例，用式（7-7）计算$\chi^2$值：

$$\chi^2=\frac{(320\times255-240\times375)^2\times1190}{695\times495\times560\times630}=0.6918$$

计算结果与式（7-3）的相同。

在实际工作中，对于四格表资料的$\chi^2$检验的应用条件，通常规定为：

1. 当四格表资料$n\geqslant40$且所有的$T\geqslant5$时，直接按式（7-3）或式（7-7）计算$\chi^2$值。
2. 当四格表资料$n\geqslant40$，但有的$1\leqslant T<5$时，需要计算校正$\chi^2$值，如式（7-8）或式（7-9）。

$$\chi^2=\sum\frac{(|A-T|-0.5)^2}{T} \tag{7-8}$$

$$\chi^2=\frac{(|ad-bc|-\frac{n}{2})^2 n}{(a+b)(c+d)(a+c)(b+d)} \tag{7-9}$$

3. 当四格表资料$n<40$，或$T<1$时，用四格表资料的 Fisher 确切概率法。

$$P_i=\frac{(a+b)!(a+c)!(b+d)!(c+d)!}{a!b!c!d!n!} \tag{7-10}$$

式中！为阶乘符号，0！=1，$\sum P_i=1$

**【例 7-4】** 为了提高静脉穿刺成功率，某医院抽取 58 名成年男性，随机分成两组，实验组采用负压进针法穿刺，对照组采用常规进针法穿刺，结果见表 7-2，问两种进针法成功率是否相同？

**表 7-2 负压进针法静脉穿刺与常规进针法静脉穿刺结果比较**

| 组别 | 一次成功例数 | 一次未成功例数 | 例数 |
|---|---|---|---|
| 实验组 | 29（25.93） | 3（6.07） | 32 |
| 对照组 | 18（21.07） | 8（4.93） | 26 |
| 合计 | 47 | 11 | 58 |

1. 建立检验假设，确定检验水准。

$H_0$：$\pi_1=\pi_2$，即两种进针法成功率相同。

$H_1$：$\pi_1\neq\pi_2$，即两种进针法成功率不同。

$\alpha$= 0.05。

2. 计算检验统计量。

先按式（7-6）计算各格子的理论频数，本例$T_{11}$=32×47/58=25.93，$T_{12}$=6.07，$T_{21}$=21.07，$T_{22}$=4.93，$n$=58。将 4 个格子的实际频数与理论频数列表，见表 7-2，括号内为理论频数。本资料的$n>40$，但有一个格子的理论频数$1\leqslant T<5$，需改用四格表资料$\chi^2$检验的校正公式式（7-8）

或式（7-9）。

用基本公式的校正公式（7-8）：

$$\chi^2=\frac{(|29-25.93|-0.5)^2}{25.93}+\frac{(|3-6.07|-0.5)^2}{6.07}+\frac{(|18-21.07|-0.5)^2}{21.07}+\frac{(|8-4.93|-0.5)^2}{4.93}=2.99$$

用专用公式的校正公式（7-9）：

$$\chi^2=\frac{\left(|29\times8-3\times18|-\frac{58}{2}\right)^2\times58}{32\times26\times47\times11}=2.99$$

3. 确定 $P$ 值。

以 $\nu$=1 查附表 7 的 $\chi^2$ 界值表，$\chi^2_{0.05,1}$=3.84，$\chi^2_{0.10,1}$=2.71。本例的统计量 $\chi^2=2.99$，得出 0.05＜$P$＜0.10。

4. 做出推断结论。

按照 $\alpha$=0.05 水准，不拒绝 $H_0$，差异无统计学意义，还不能认为两种进针方法静脉穿刺成功率有所不同。

若本例未经校正，$\chi^2$=4.27＞$\chi^2_{0.05,1}$=3.84，$P$＜0.05，可见校正与否，结论截然不同。

## 三 配对四格表资料的 $\chi^2$ 检验

计数资料的配对设计常用于两种检验方法、两种培养方法、两种诊断方法的比较。其特点是对样本中各观察单位分别用两种方法处理，然后观察两种处理方法的某两分类变量的计数结果。

**【例 7-5】** 为了考察两种试剂（A 和 B 试剂）对一项临床指标的检验效果，进行了一次随机配对实验，一共有 60 份血清，每一份都用 A 试剂和 B 试剂进行测试，结果 A 试剂检验阳性血清有 20 份，B 试剂检验阳性血清有 25 份（表 7-3），而两种试剂检验均为阳性血清有 15 份，请问两种试剂的检验效果是否有差别？

**表 7-3　两种试剂对一项临床指标检验效果的比较**

| A 试剂 | B 试剂 | | 合计 |
|---|---|---|---|
| | 阳性 | 阴性 | |
| 阳性 | 15（$a$） | 5（$b$） | 20 |
| 阴性 | 10（$c$） | 30（$d$） | 40 |
| 合计 | 25 | 35 | 60（$n$） |

在这一实验中，样本并没有随机分组，而是全部用两种试剂进行了测试。每种试剂的观察结果只有两种，即阳性和阴性，则每份标本有四种可能：两种试剂都阳性、A 试剂阳性 B 试剂阴性、A 试剂阴性 B 试剂阳性、两种试剂都阴性。

配对实验设计同样可以检验两种处理方法的总体阳性率 $\pi_1$ 与 $\pi_2$ 是否有差别，但与成组设计四格表不同的是，样本率的计算方法不一样。配对设计两样本率为 $p_A$=（$a$+$b$）/$n$，$p_B$=（$a$+$c$）/$n$，则 $p_A-p_B$=（$b$−$c$）/$n$，由此可见，两样本率的差别完全与 $b$ 和 $c$ 有关，而与 $a$ 和 $d$ 无关，所以计算检验统计量时只考虑 $b$ 和 $c$ 两个格子的频数，这是配对设计四格表 $\chi^2$ 检验的原理，此方法又称为 McNemar 检验。

专用公式：$\chi^2=\frac{(b-c)^2}{b+c} \quad v=1 \quad (b+c>40)$ （7-11）

校正公式：$\chi^2=\frac{(|b-c|-1)^2}{b+c} \quad v=1 \quad (b+c\leqslant 40)$ （7-12）

例 7-5 的具体检验过程如下：

1. 建立检验假设，确定检验水准。

$H_0$：$B=C$，或 $\pi_1=\pi_2$，即两种试剂检验的阳性率相等。

$H_1$：$B\neq C$，或 $\pi_1\neq\pi_2$，即两种试剂检验的阳性率不相等。

$\alpha=0.05$。

2. 计算检验统计量。

本例 $b+c=15<40$，用校正公式（7-12）：

$$\chi^2=\frac{(|5-10|-1)^2}{5+10}=1.07\ ,\quad v=1$$

3. 确定 $P$ 值。

$\chi^2=1.07$，界值 $\chi^2_{0.05,1}=3.84$，故 $P>0.05$。

4. 判断结果。

因为 $P>0.05$，故按 $\alpha=0.05$ 水准，不拒绝 $H_0$，尚不能认为两种试剂的检验效果不同。

## 四 行×列表资料 $\chi^2$ 检验

### （一）行×列表资料 $\chi^2$ 检验

实际研究变量的分类可能超过 2 个，则资料整理成的列联表会多于 2 行或 2 列，习惯上把行数为 $R$、列数为 $C$ 的表称为 $R\times C$ 表（行×列表），四格表是 $R\times C$ 表的特例。$R\times C$ 表有多种资料形式，如多个样本率的比较，两组构成比的比较，多组构成比的比较等。

$R\times C$ 表 $\chi^2$ 检验的通用公式见式（7-13），它同样适用于四格表资料，且与式（7-3）等价。

$$\chi^2=n\left(\sum\frac{A^2}{n_R\times n_C}-1\right) \quad v=(R-1)(C-1) \qquad (7\text{-}13)$$

式（7-13）中，$A$ 为实际频数；$n_R$ 为某单元格对应的行合计；$n_C$ 为某单元格对应的列合计；$R$ 为行数；$C$ 为列数。

**【例 7-6】** 某医院用 3 种方案的药物治疗慢性支气管炎，结果见表 7-4，试比较 3 种方案的药物治疗慢性支气管炎的疗效是否相同。

**表 7-4　3 种方案的药物治疗慢性支气管炎的效果比较**

| 组别 | 有效 | 无效 | 合计 | 有效率（%） |
|---|---|---|---|---|
| 西药组 | 28 | 9 | 37 | 75.7 |
| 中药组 | 18 | 20 | 38 | 47.4 |
| 中西药结合组 | 10 | 24 | 34 | 29.4 |
| 合计 | 56 | 53 | 109 | 51.4 |

1. 建立假设，确定检验水准。

$H_0$：3 种治疗方案疗效的有效率相等。

$H_1$：3 种治疗方案疗效的有效率不相等或不全相等。

$\alpha$=0.05。

2. 计算统计量。

按式（7-13）计算 $\chi^2$ 值：

$$\chi^2 = 109\left(\frac{28^2}{37\times56}+\frac{9^2}{37\times53}+\frac{18^2}{38\times56}+\frac{20^2}{38\times53}+\frac{10^2}{34\times56}+\frac{24^2}{34\times53}-1\right)=15.56$$

$$v=(R-1)(C-1)=(3-1)\times(2-1)=2$$

3. 确定 $P$ 值。

查 $\chi^2$ 界值表，得 $\chi^2_{0.005,\ 2}$=10.60

本例 $\chi^2$=15.56＞10.6，$P$＜0.005。

4. 判断结果。

按 $\alpha$=0.05 水准，拒绝 $H_0$，差异有统计学意义，认为 3 种方案的药物治疗慢性支气管炎的疗效不同或不全相同。

### （二）行×列表资料 $\chi^2$ 检验的注意事项

1.多组独立样本的 $R\times C$ 表 $\chi^2$ 检验，如果检验结果是拒绝 $H_0$，只能说明各组样本率（或构成比）所代表的总体率（或构成比）不是全部相等，还不能认为各组总体率（或构成比）之间均有差别。但其中至少有两组不同，而无法明确指出究竟是哪些组不同，哪些组相同。多个样本率间的两两比较若直接用四格表资料的 $\chi^2$ 检验进行多重比较，将会加大 I 型错误的概率。解决办法是采用多个样本率间多重比较的 $\chi^2$ 分割法（参见其他有关书籍）。

2. 如果变量的观察结果是有序的（等级资料），$\chi^2$ 检验只能说明各处理组间效应在构成比上有无差别，而无法比较其等级的好坏。例如，疗效分为治愈、好转、无效三个有序等级，若比较两药疗效有无差别时，不宜用 $\chi^2$ 检验，可用秩和检验（参见其他有关书籍）。

3. 做 $R\times C$ 表 $\chi^2$ 检验时，要求理论频数不宜太小，不宜有 1/5 以上格子的理论频数小于 5，不能有任何一个理论频数小于 1。若出现理论频数太小的情形可采用适当的方法使其符合要求，常用以下 4 种方法：①增加样本含量。样本含量增加时会引起理论频数的变化，可能会使数据满足 $\chi^2$ 检验的条件。②删除某些行或列。删去理论频数较小的行或列，使得资料满足 $\chi^2$ 检验的条件，但是删除行或列往往会造成收集到的数据信息损失。③合并部分行或列，但是如果是 ABO 血型之类的资料不能采取合并的方法。④用 Fisher 确切概率法计算。

（陈雄新）

## 目标检测

### 单项选择题

**$A_1/A_2$ 型题**

1. 四格表中四个格子的基本数字是（　　）
   A. 两个样本率的分子与分母
   B. 两个构成比的分子与分母
   C. 两对实测阳性绝对数与阴性绝对数
   D. 两对实测数和理论值
   E. 以上都不是

2. 四格表的周边合计不变时，如果实际频数有变化，则理论频数（　　）
   A. 增大　　　　B. 减小

C. 不变　　　　D. 不确定

E. 随 $a$ 格子实际频数增减而增减

3. 做四格表 $\chi^2$ 检验，当 $n>40$ 且____时，应该使用卡方校正公式。

A. $T<5$　　　　B. $T>5$

C. $T<1$　　　　D. $T>1$

E. $1<T<5$

4. 若 $\chi^2$ 检验，$\chi^2 \geqslant \chi^2_{0.05,\ v}$，可认为（　　）

A. $P\leqslant 0.05$　　　　B. $P<0.05$

C. $P>0.05$　　　　D. $P=0.05$

E. $P\geqslant 0.05$

5. 行×列表 $\chi^2$ 检验中，若 $\chi^2 \geqslant \chi^2_{0.05,\ 4}$，可认为（　　）

A. 两样本率相同　　　　B. 两样本率不同

C. 两总体率相同　　　　D. 两总体率不同

E. 样本率与总体率不同

6. 配对四格表 $\chi^2$ 检验中应用校正公式的条件是（　　）

A. $b+c>40$　　　　B. $b+c<40$

C. $n>40$　　　　D. $n<40$

E. 以上都不是

7. 做 5 个样本率的 $\chi^2$ 检验，每个组样本量均为 50，其自由度为（　　）

A. 249　　B. 246　　C. 1　　D. 4　　E. 9

8. 有 97 份血液标本，将每份标本一分为二，分别用血凝实验法和 ELISA 法对轮状病毒进行诊断，诊断情况见下表，欲比较何种方法的诊断符合率较高，可采用（　　）

两种诊断方法的诊断结果

| 血凝实验法 | ELISA 法 | | 合计 |
|---|---|---|---|
| | 符合 | 不符合 | |
| 符合 | 74 | 8 | 82 |
| 不符合 | 14 | 1 | 15 |
| 合计 | 88 | 9 | 97 |

A. 连续性校正 $\chi^2$ 检验

B. 非连续性校正 $\chi^2$ 检验

C. Fisher 确切概率法

D. 配对设计的 $\chi^2$ 检验

E. 配对设计的校正 $\chi^2$ 检验

# 第8章　相关与回归分析

**● 案例 8-1**

某市 12 名 8 岁男童胸围与体重的测量资料如表 8-1 所示。

**问题：**该市男童的胸围与体重之间是否有关联？如有，是什么样的关联？如何进行分析和判断？

**表 8-1　某市 8 岁男孩胸围与体重**

| 编号 | 胸围（cm） | 体重（kg） |
|---|---|---|
| 1 | 54.77 | 16.78 |
| 2 | 55.69 | 19.16 |
| 3 | 55.83 | 20.36 |
| 4 | 56.51 | 20.63 |
| 5 | 56.78 | 24.87 |
| 6 | 57.37 | 23.12 |
| 7 | 58.12 | 22.87 |
| 8 | 58.74 | 23.68 |
| 9 | 59.28 | 25.83 |
| 10 | 60.13 | 27.81 |
| 11 | 60.62 | 26.46 |
| 12 | 61.12 | 29.58 |

在医学科学研究中，经常需要从数量上研究同一观察单位的两个变量的相互关系，如年龄和体重、脉搏与体温、血硒含量和发硒含量的关系等，这些资料中的两个变量之间的关系具有随机性的一种趋势，即某一变量 $x$ 在一定的范围内取不同的值，另一变量 $y$ 随自变量 $x$ 的变化呈现一定的趋势。这种关系在统计上称为两个随机变量之间的关联性，但不像数学上的函数关系那样是确定的关系。对于这样的变量之间的统计分析，需用相关与回归方法进行分析。

## 第1节　相关分析

如果两变量之间的关系是既存在密切的数量关系，又不能以一个变量精确计算另一变量，这种关系就称为相关关系。

## 一 相关分析的概念

直线相关是分析两个变量间是否存在线性相关关系的方法。适用于 $x$ 与 $y$ 服从双变量正态分布的资料。直线相关的性质可由散点图说明。案例 8-1 中资料绘制的散点图如图 8-1 所示。由散点图可见，胸围有随体重的增加而增长的趋势。

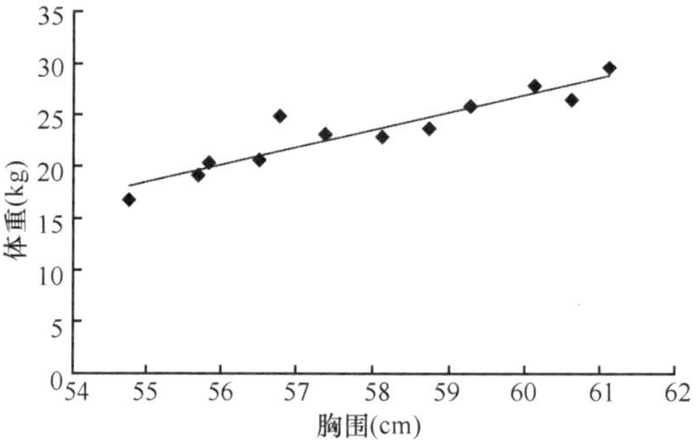


图 8-1　某市 8 岁男童胸围与体重散点图

## 二 相关系数的意义及计算

### （一）相关系数的意义

相关系数是描述两个变量间相关关系密切程度与相关方向的指标。总体相关系数以符号 $\rho$ 表示，样本相关系数以符号 $r$ 表示。

当 $0<r\leqslant 1$ 时，为正相关，说明两个变量 $x$ 、$y$ 呈同向变化，即 $x$ 增大，$y$ 也有增大的趋势；当 $r=1$ 时，为完全正相关，说明两个变量 $x$ 、$y$ 呈同向变化且散点在一条直线上。当 $-1\leqslant r<0$ 时，为负相关，说明两个变量 $x$ 、$y$ 呈反向变化，即 $x$ 增大，$y$ 也有减小的趋势；当 $r=-1$ 时，为完全负相关，说明两个变量 $x$ 、$y$ 呈反向变化且散点在一条直线上。当 $r=0$ 时，为无相关关系或为非线性相关（图 8-2）。

相关系数没有单位，相关系数的取值 $-1\leqslant r\leqslant 1$，$r$ 值为正，表示正相关，$r$ 值为负，表示负相关，$r$ 值为 0，表示零相关。$|r|$ 的大小则表示两组变量的密切程度，绝对值越接近于 1，说明两变量的相关密切程度越高；绝对值越接近于 0，说明两变量的相关密切程度越低。两 $r$ 的绝对值相等、符号相反，则表示两组变量的密切程度相同，方向相反。

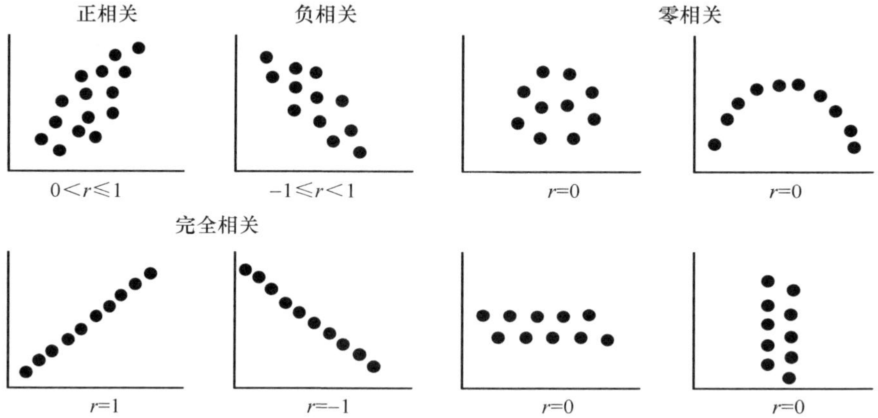


图 8-2　相关系数示意图

## （二）相关系数的计算

样本相关系数的计算公式为

$$r=\frac{l_{xy}}{\sqrt{l_{xx}l_{yy}}}=\frac{\sum(x-\bar{x})(y-\bar{y})}{\sqrt{\sum(x-\bar{x})^2\sum(y-\bar{y})^2}} \tag{8-1}$$

$$l_{xy}=\sum xy-\frac{\sum x\sum y}{n} \tag{8-2}$$

$$l_{xx}=\sum x^2-\frac{(\sum x)^2}{n} \tag{8-3}$$

$$l_{yy}=\sum y^2-\frac{(\sum y)^2}{n} \tag{8-4}$$

**【例 8-1】** 一个产科医师发现孕妇尿中雌三醇含量与产儿的体重有关；因此收集了 31 例待产妇 24 小时的尿（表 8-2），测量其中的雌三醇含量，同时记录产儿的体重。问尿中雌三醇含量与产儿体重之间相关系数是多少？是正相关还是负相关？

**表 8-2 孕妇尿中雌三醇含量与产儿体重**

| 编号 | 尿雌三醇含量（mg/24h） | 产儿体重（kg） | 编号 | 尿雌三醇含量（mg/24h） | 产儿体重（kg） |
|---|---|---|---|---|---|
| 1 | 7 | 2.5 | 17 | 17 | 3.2 |
| 2 | 9 | 2.5 | 18 | 25 | 3.2 |
| 3 | 9 | 2.5 | 19 | 27 | 3.4 |
| 4 | 12 | 2.7 | 20 | 15 | 3.4 |
| 5 | 14 | 2.7 | 21 | 15 | 3.4 |
| 6 | 16 | 2.7 | 22 | 15 | 3.5 |
| 7 | 16 | 2.4 | 23 | 16 | 3.5 |
| 8 | 14 | 3.0 | 24 | 19 | 3.4 |
| 9 | 16 | 3.0 | 25 | 18 | 3.5 |
| 10 | 16 | 3.1 | 26 | 17 | 3.6 |
| 11 | 17 | 3.0 | 27 | 18 | 3.7 |
| 12 | 19 | 3.1 | 28 | 20 | 3.8 |
| 13 | 21 | 3.0 | 29 | 22 | 4.0 |
| 14 | 24 | 2.8 | 30 | 25 | 3.9 |
| 15 | 15 | 3.2 | 31 | 24 | 4.3 |
| 16 | 16 | 3.2 | | | |

$\sum x=534$，$\sum y=99.2$，$\sum x^2=9876$，$\sum y^2=324.8$，$\sum xy=1750$，$n=31$，代入公式得

$$l_{xy}=\sum xy-\frac{\sum x\sum y}{n}=41.20$$

$$l_{xx}=\sum x^2-\frac{(\sum x)^2}{n}=677.42$$

$$l_{yy}=\sum y^2-\frac{(\sum y)^2}{n}=6.74$$

$$r=\frac{l_{xy}}{\sqrt{l_{xx}l_{yy}}}=\frac{41.20}{\sqrt{677.42\times 6.74}}=0.61$$

从计算结果可以知道，31 例待产妇尿中雌三醇含量与产儿体重之间呈正相关，相关系数 $r$=0.61。

## 三 相关系数的假设检验

相关系数一般是由样本数据求得的样本相关系数，由于存在抽样误差，样本相关系数不等于总体相关系数，因此要对样本相关系数进行检验，只有否定了样本相关系数来自 $\rho$=0 的总体，才能认为两个变量间存在直线相关关系。常用的直线相关系数假设检验有查表法和 $t$ 检验两种方法。

### （一）查表法

根据自由度 $\nu=n-2$，查 $r$ 界值表（附表 11），比较 $|r|$ 与界值，统计量绝对值越大，概率 $P$ 值越小；统计量绝对值越小，概率 $P$ 值越大。

**【例 8-2】** 根据例 8-1 的资料，判断孕妇尿中雌三醇含量与产儿体重之间是否存在相关关系。

1. 建立假设，确定检验水准。

$H_0$：$\rho=0$，即孕妇尿中雌三醇含量与产儿体重之间无线性相关关系。

$H_1$：$\rho\neq 0$，即孕妇尿中雌三醇含量与产儿体重之间有线性相关关系。

双侧，$\alpha$=0.05。

2. 确定概率 $P$ 值，做出统计推断。

按 $n$=31，$\nu=n-2$，$r$=0.61，查 $r$ 界值表，$r_{0.05,\ 29}$=0.355，故 $P<0.05$。按 $\alpha$=0.05 的水准，拒绝 $H_0$，接受 $H_1$，可认为孕妇尿中雌三醇含量与产儿体重之间有线性相关关系。

### （二）$t$ 检验

按式（8-5）计算 $t$ 值。

$$t=\frac{|r-0|}{s_r}=\frac{|r|}{\sqrt{\frac{1-r^2}{n-2}}} \qquad (8\text{-}5)$$

式中 $s_r$ 为相关系数 $r$ 的标准误。

**【例 8-3】** 对例 8-1 资料计算的 $r$=0.61 进行假设检验。

1. 建立假设，确定检验水准。

$H_0$：$\rho=0$，即孕妇尿中雌三醇含量与产儿体重之间无线性相关关系。

$H_1$：$\rho\neq 0$，即孕妇尿中雌三醇含量与产儿体重之间有线性相关关系。

双侧，$\alpha$=0.05。

2. 计算统计量。

$n$=31，$r$=0.61，按式（8-5）计算得

$$t=\frac{|r|}{\sqrt{\frac{1-r^2}{n-2}}}=\frac{0.61}{\sqrt{\frac{1-0.61^2}{31-2}}}=4.14$$

3. 确定概率 $P$ 值。

按 $n$=31，$\nu=n-2$，查 $t$ 界值表，$t_{0.05,\ 29}$=2.045

4.14＞2.045，故 $P<0.05$。

4. 做出统计推断。

$P<0.05$，故按 $\alpha=0.05$ 的水准，拒绝 $H_0$，接受 $H_1$，可认为孕妇尿中雌三醇含量与产儿体重之间有线性相关关系。

# 第 2 节　直线回归分析

## 一　直线回归分析的概念

直线回归又称线性回归，统计学上将定量描述与分析某一变量随另一变量变化线性依存关系的方法称为直线回归分析。它不像数学中的函数关系是一种确定性的关系，而是一种非确定性的关系，如儿童年龄与体重之间的关系，只能估计某一年龄儿童的平均体重大约是多少，这种关系是回归关系。

直线回归分析是以类似函数形式（直线方程）描述两个变量间的线性依存关系，其表达式称直线回归方程。直线回归方程的表达式为

$$\hat{y}=a+bx \tag{8-6}$$

式（8-6）中：$\hat{y}$ 是由自变量 $x$ 推算应变量 $y$ 的估计值。$a$ 是回归直线在 $y$ 轴上的截距，即 $x=0$ 时的 $y$ 值。$a>0$ 表示直线与 $y$ 轴的交点在原点的上方；$a<0$ 表示交点在原点的下方；$a=0$，则回归线通过原点。$b$ 为样本回归系数，即回归直线的斜率，表示当 $x$ 变动一个单位时，$y$ 平均变动 $b$ 个单位。$b>0$，表示直线从左下方走向右上方，即 $y$ 随 $x$ 增大而增大；$b<0$，表示直线从左上方走向右下方，即 $y$ 随 $x$ 增大而减小；$b=0$，则表示直线与 $x$ 轴平行，即 $x$ 与 $y$ 无直线关系。

## 二　直线回归方程的建立

根据最小二乘法的原理，求满足各实测点至直线的纵向距离平方和最小的直线方程，即求使 $\sum(y-\hat{y})^2$ 为最小的回归方程的常数项 $a$ 和回归系数 $b$，其计算式为

$$b=\frac{l_{xy}}{l_{xx}}=\frac{\sum(x-\bar{x})(y-\bar{y})}{\sum(x-\bar{x})^2} \tag{8-7}$$

$$a=\bar{y}-b\bar{x} \tag{8-8}$$

**【例 8-4】** 某医生研究儿童体重与心脏横径的关系，测得 13 名 8 岁正常男童的体重与心脏横径，数据见表 8-3。试作回归分析。

**表 8-3　某市 8 岁男童体重与心脏横径测量结果**

| 编号 | 体重 $x$（kg） | 心脏横径 $y$（cm） |
|---|---|---|
| 1 | 25.5 | 9.2 |
| 2 | 19.5 | 7.8 |
| 3 | 24.0 | 9.4 |
| 4 | 20.5 | 8.6 |
| 5 | 25.0 | 9.0 |
| 6 | 22.0 | 8.8 |
| 7 | 21.5 | 9.0 |
| 8 | 23.5 | 9.4 |

续表

| 编号 | 体重 $x$（kg） | 心脏横径 $y$（cm） |
|---|---|---|
| 9 | 26.5 | 9.7 |
| 10 | 23.5 | 8.8 |
| 11 | 22.0 | 8.5 |
| 12 | 20.0 | 8.2 |
| 13 | 28.0 | 9.9 |

1. 以体重作为自变量，心脏横径作为因变量，作散点图（图 8-3），发现呈直线趋势，可拟合直线回归方程。

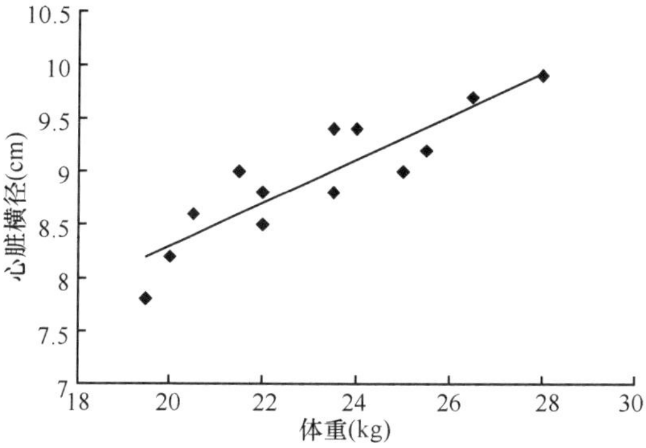


图 8-3　某市 8 岁男童体重与心脏横径散点图

2. 求回归方程。

（1）绘制散点图，由图 8-3 可知有直线趋势。

（2）计算回归系数 $b$ 与截距 $a$。

由表 8-3 中数据计算可得 $n$=13，$\sum x$=301.5，$\sum y$=116.3，$\sum x^2$=7072.75，

$$\sum y^2=1044.63,\quad \sum xy=2713.65$$

$$b=\frac{l_{xy}}{l_{xx}}=\frac{16.384\,6}{80.269\,2}=0.204\,1\ (\text{cm/kg})$$

$$a=\bar{y}-b\bar{x}=\frac{\sum y}{n}-b\times\frac{\sum x}{n}=8.95-0.204\,1\times 23.19=4.212\,1\ (\text{cm})$$

（3）建立回归方程。

将计算得到的 $a$、$b$ 值代入式（8-6），即得回归方程为

$$\hat{y}=4.212\,1+0.214\,1x$$

3. 绘制回归直线。

在 $x$ 的实际取值范围内任取相距较远且容易读数的两个 $x$ 值，即 $x_1$ 和 $x_2$，代入直线回归方程得相应的 $\hat{y}$ 值，即（$x_1$，$\hat{y}_1$）、（$x_2$，$\hat{y}_2$），如（20，8.294 1）与（27，9.722 8），相连即得回归直线，如图 8-3。

**案例 8-1 解析**

1. 以胸围为 $x$，以体重为 $y$，绘制散点图（图 8-1），发现体重随着胸围增加而增长，即呈直线相关趋势。

2. 作直线的相关与回归分析，计算相关系数、回归系数并确定回归方程。

$$r=0.935,\quad b=1.678,\quad a=-73.749$$

$$\hat{y}=-73.749+1.678x$$

## 三 回归系数的假设检验

直线回归方程是从样本资料计算而得的，同样也存在着抽样误差问题。所以，需要对样本的回归系数 $b$ 进行假设检验，以判断 $b$ 是否从回归系数为零的总体中抽得。为了判断抽样误差的影响，需对回归系数进行假设检验。总体的回归系数一般用 $\beta$ 表示。

### （一）$t$ 检验

检验统计量 $t$ 的计算公式为

$$t=\frac{|b-0|}{s_b}\qquad \nu=n-2 \tag{8-9}$$

$$s_b=\frac{s_{yx}}{\sqrt{\sum(x-\bar{x})^2}}\qquad s_{yx}=\sqrt{\frac{l_{yy}-bl_{xy}}{n-2}} \tag{8-10}$$

**【例 8-5】** 试对例 8-4 的样本回归方程作假设检验。

检验步骤如下：

1. 建立假设，确定检验水准。

$H_0$：$\beta=0$，即男童的体重与心脏横径之间无线性回归关系。

$H_1$：$\beta\neq0$，即男童的体重与心脏横径之间有线性回归关系。

$\alpha=0.05$。

2. 计算检验统计量。

$n=13$，$l_{xx}=80.269\,2$，$l_{yy}=4.192\,3$，$l_{xy}=16.384\,6$，$b=0.204\,1$，按式（8-9）和式（8-10）计算得

$$s_{yx}=\sqrt{\frac{4.192\,3-0.204\,1\times16.384\,6}{13-2}}=0.277\,7$$

$$s=\frac{s_{yx}}{\sqrt{l_{xx}}}=\frac{0.277\,7}{\sqrt{80.269\,2}}=0.03$$

$$t=\frac{|b|}{s_b}=\frac{0.204\,1}{0.03}=6.8$$

3. 确定概率 $P$ 值。

$n=13$，$\nu=n-2=11$，查 $t$ 界值表，$t_{0.05,\ 11}=2.201$，故 $P<0.05$。

4. 做出统计推断。

按 $\alpha=0.05$ 的水准，拒绝 $H_0$，接受 $H_1$，可认为男童的体重与心脏横径之间有线性回归关系。

### （二）方差分析

检验统计量 $F$ 的计算公式为

$$F=\frac{\text{MS}_{回}}{\text{MS}_{剩}}=\frac{bl_{xy}/\nu_{回}}{(l_{yy}-bl_{xy})/\nu_{剩}} \tag{8-11}$$

$$\nu_{总}=\nu_{回}+\nu_{剩}\qquad \nu_{回}=1\qquad \nu_{剩}=n-2$$

**【例 8-6】** 试对例 8-4 的样本回归方程作假设检验。

1. 建立假设，确定检验水准。

$H_0$：$\beta=0$，即男童的体重与心脏横径之间无线性回归关系。

$H_1$：$\beta\neq0$，即男童的体重与心脏横径之间有线性回归关系。

$\alpha=0.05$。

2. 计算检验统计量。

$n=13$，$l_{xx}=80.269\ 2$，$l_{yy}=4.192\ 3$，$l_{xy}=16.384\ 6$，$b=0.204\ 1$，按式（8-11）计算得

$$F=\frac{bl_{xy}/v_{回}}{(l_{yy}-bl_{xy})/v_{剩}}=\frac{0.204\ 1\times16.384\ 6/1}{(4.192\ 3-0.204\ 1\times16.384\ 6)/11}=43.37$$

3. 确定概率 $P$ 值。

$n=13$，$v_{回}=1$，$v_{剩}=n-2=11$，查 $F$ 界值表，$t_{0.05(1,\ 11)}=4.844$，故 $P<0.05$。

4. 做出统计推断。

按 $\alpha=0.05$ 的水准，拒绝 $H_0$，接受 $H_1$，可认为该市 8 岁男童的体重与心脏横径之间有线性回归关系。

## 四 相关与回归的联系与区别

### （一）联系

1. 直线相关和回归都是研究两个数值变量间关系的统计分析方法。

2. 对同一组资料 $r$ 和 $b$ 符号相同　$r$ 为正时，$b$ 也为正，表示两变量呈正相关。$r$ 为负时，$b$ 也为负，表示两变量呈负相关。

3. $r$ 与 $b$ 的假设检验结论等价　可用 $r$ 的显著性检验代替 $b$ 的显著性检验。

4. $r$ 与 $b$ 可以相互换算　对于服从双变量正态分布的同一组资料，其相关系数 $r$ 和回归系数 $b$ 可以进行换算。

$$b=\frac{l_{xy}}{l_{xx}}=\frac{l_{xy}l_{yy}}{l_{xx}l_{yy}}=\frac{l_{xy}}{\sqrt{l_{xx}l_{yy}}}\times\sqrt{\frac{l_{yy}}{l_{xx}}}=r\times\sqrt{\frac{l_{yy}}{l_{xx}}}$$

5. 用回归可以解释相关　决定系数 $r^2=SS_{回}/SS_{总}$，为相关系数的平方，反映了回归贡献的相对程度，即在 $y$ 的总变异中用 $y$ 与 $x$ 的回归关系所能解释的比例。所以当 $SS_{总}$ 固定时，$SS_{回}$ 的大小决定了相关的密切程度。$SS_{回}$ 越接近 $SS_{总}$，则相关系数和决定系数都越接近 1，说明引入回归效果好。

### （二）区别

1. 应用条件不同　回归只要求自变量 $x$ 是能够精确测量或严密控制的选定变量，对确定的 $x$，应变量 $y$ 是服从正态分布的随机变量，只能由 $x$ 推算 $\hat{y}$，不能颠倒。相关则要求 $x$，$y$ 服从双变量正态分布的资料，既可由 $x$ 推算 $\hat{y}$，也可由 $y$ 推算 $\hat{x}$，但它们的回归方程是不同的。

2. 意义不同　直线相关分析用相关系数 $r$ 来表明具有直线关系的两变量间相互关系的方向和密切程度，$r$ 的正负号表示方向、绝对值的大小表示密切程度，而直线回归分析则用回归方程式来表达因变量随自变量变化的数量关系，回归系数 $b$ 表示自变量 $x$ 每改变一个单位所引起的 $y$ 的平均改变量。

3. $r$ 与 $b$ 的取值范围不同　直线相关分析中相关系数的取值范围为 $-1\leqslant r\leqslant1$，直线回归分析中回归系数的取值范围为：$-\infty\leqslant b\leqslant\infty$。

4. 相关系数与回归系数的单位不同　相关系数 $r$ 没有单位，回归系数 $b$ 是有单位的，其单位是因变量 $y$ 的单位比自变量 $x$ 的单位。

# 第3节 等级相关

等级相关属于非参数统计方法范畴，适用于下述资料：①不服从双变量正态分布的资料；②未知分布类型的资料；③原始数据为等级资料或两端没有确定数值的资料。

等级相关有多种方法，本节介绍 Spearman 等级相关。它用等级相关系数 $r_s$ 来说明两个变量间相关关系的密切程度和相关方向。

$$r_s = 1 - \frac{6\sum d^2}{n(n^2-1)} \tag{8-12}$$

式（8-12）中，$d$ 为每对观察值 $x$ 、$y$ 的等级之差，$n$ 为对子数。

同理，样本等级相关系数 $r_s$ 也是总体等级相关系数 $\rho_s$ 的估计值。因此，计算出 $r_s$ 后尚需对其作假设检验。可通过查 $r_s$ 界值表（附表 12），以推断总体等级相关系数 $\rho_s$ 是否为 0，即两变量间是否存在等级相关关系。

**【例 8-7】** 某省卫生防疫站对 8 个城市进行肝癌死亡回顾调查，并对大气中苯并（$\alpha$）芘（BaP）进行监测，结果见表 8-4 第（1）、（2）、（4）栏，试分析两者有无相关关系。

1. 提出假设，确定检验水准。

$H_0$：两者间无相关关系 $\rho_s=0$。

$H_1$：两者间有相关关系 $\rho_s\neq 0$。

$\alpha = 0.05$ 。

2. 编秩次并计算检验统计量。

以 BaP 浓度（$\mu g/100m^3$）为 $x$ 、肺癌标化死亡率（1/10 万）为 $y$ ，将 $x$ 、$y$ 分别按同一方向编等级，见表 8-4 第（3）、（5）栏。如有观察值相同，则取平均等级。

求每对观察值等级差 $d$ 、$d^2$ 及 $\sum d^2$ ，见表 8-4 第（6）、（7）栏。计算 $r_s$ 。

$$r_s = 1 - \frac{6\sum d^2}{n(n^2-1)} = 1 - \frac{6\times 28}{8\times(8^2-1)} = 0.666\,7$$

3. 确定概率 $P$ 值，并判断结果。

使用查表法。本例 $n$=8，查 $r_s$ 界值表，得 $r_{s\ 0.05,\ 8}$=0.738，$r_{s\ 0.10,\ 8}$=0.643，现 $r_{s\ 0.10,\ 8} < r_s < r_{s\ 0.05,\ 8}$，则 $0.05 < P < 0.10$，故按 $\alpha = 0.05$ 的水准，不拒绝 $H_0$，尚不能认为大气中 BaP 浓度与肺癌标化死亡率间有等级相关关系。

等级相关分析中，如相同等级较多时，宜对 $r_s$ 作校正，以免 $r_s$ 偏大，$P$ 值偏小。请参见其他相关教材。

**表 8-4　等级相关系数计算表**

| 城市编号（1） | BaP 浓度（$\mu g/100m^3$）（2） | 等级（3） | 肺癌标化死亡率（1/10 万）（4） | 等级（5） | 等级差 $d$（6） | $d^2$（7） |
|---|---|---|---|---|---|---|
| 1 | 0.05 | 1 | 5.60 | 1 | 0 | 0 |
| 2 | 1.17 | 7 | 18.50 | 8 | –1 | 1 |
| 3 | 1.05 | 6 | 16.23 | 6 | 0 | 0 |
| 4 | 0.10 | 2 | 11.40 | 3 | –1 | 1 |
| 5 | 0.75 | 5 | 13.80 | 5 | 0 | 0 |
| 6 | 0.50 | 3 | 8.13 | 2 | 1 | 1 |

续表

| 城市编号 (1) | BaP 浓度（μg/100m³）(2) | 等级 (3) | 肺癌标化死亡率（1/10万）(4) | 等级 (5) | 等级差 $d$ (6) | $d^2$ (7) |
|---|---|---|---|---|---|---|
| 7 | 0.65 | 4 | 18.00 | 7 | −3 | 9 |
| 8 | 1.20 | 8 | 12.10 | 4 | 4 | 16 |
| 合计 | | | | | | 28 |

（史沁红　黎逢保）

## 目标检测

### 一、单项选择题

#### $A_1$ 型题

1. 对于一组服从双变量正态分布的资料，经直线相关分析得相关系数 $r>0$，若对该资料拟合回归直线，则（　　）
   A. $b>0$　　B. $b>1$
   C. $b>-1$　　D. $b<0$
2. 相关系数检验的无效假设 $H_0$ 是（　　）
   A. $\rho=0$　B. $\rho\neq0$　C. $\rho>0$　D. $\rho<0$
3. 同一双变量资料，进行直线相关与回归分析，有（　　）
   A. $r>0$，$b<0$
   B. $r>0$，$b>0$
   C. $r<0$，$b>0$
   D. $r$ 与 $b$ 的符号毫无关系
4. 直线回归系数假设检验，其自由度为（　　）
   A. $n$　B. $n-1$　C. $n-2$　D. $2n-1$
5. 用最小二乘法确定直线回归方程的原则是各观察点（　　）
   A. 距直线的纵向距离相等
   B. 距直线的纵向距离的平方和最小
   C. 与直线的垂直距离相等
   D. 与直线的垂直距离的平方和最小
6. 相关系数 $r$ 的大小范围是（　　）
   A. $-1<r<1$　　B. $-1\leqslant r<1$
   C. $-1\leqslant r\leqslant1$　　D. $-1<r\leqslant1$
7. 当两事物或两变量有直线相关关系时，若须进一步由一个变量值推算另一个变量的估计值，则有（　　）
   A. 直线回归分析　　B. 假设检验
   C. 方差分析　　D. 实验设计
8. 回归要求因变量 $y$ 服从（　　）
   A. 均匀分布　　B. 指数分布
   C. 正态分布　　D. 二项分布
9. 作直线相关与回归分析之前，往往先绘制（　　）
   A. 星状图　　B. 柱状图
   C. 散点图　　D. 函数曲线图

### 二、多项选择题

10. 对同一资料的直线相关系数 $r$ 和回归系数 $b$，下列说法正确的有（　　）
    A. $r$ 和 $b$ 的单位一致
    B. $r$ 和 $b$ 的正负号一致
    C. 用回归解释相关
    D. $b=\dfrac{rs_y}{s_x}$
    E. $t_r=t_b=\sqrt{F}$
11. 下列关于直线回归的说法，正确的有（　　）
    A. 回归分析前应绘制散点图
    B. 应变量与自变量的关系应为线性
    C. 回归方程可用来描述两定量变量间数量依存关系
    D. 直线回归分析时要求两变量均服从正态分布
    E. 假设检验的 $P$ 值能够反映自变量对应变量数量上的影响大小
12. 为探讨年龄与淋巴细胞转化率的关系，计算得到 $r=-0.35$，$P>0.05$，下面说法合理的有（　　）
    A. 可以认为两变量有直线正相关关系

B. 可以认为两变量有直线负相关关系
C. 尚不能认为两变量有直线正相关关系
D. 两者可能存在其他非线性关系
E. 可能存在检验效能过低的情况

## 三、简答题

1. 简述建立直线回归方程的步骤及散点图的作用。
2. 简述直线相关和直线回归的区别与联系。

## 四、综合分析题

某地在一次麻疹流行后，调查各乡麻疹发病率与首次麻疹疫苗接种率的关系，结果如下表。试作相关分析。

表 8-5 各乡麻疹发病率与首次麻疹疫苗接种率

| 乡别 | 接种率（%） | 发病率（%） |
| --- | --- | --- |
| 1 | 39.1 | 0.8 |
| 2 | 36.2 | 2.9 |
| 3 | 36.7 | 3.5 |
| 4 | 34.0 | 11.9 |
| 5 | 33.1 | 17.9 |
| 6 | 31.9 | 18.2 |
| 7 | 20.9 | 24.6 |
| 8 | 17.6 | 41.6 |

# 第9章 常用统计工具介绍

医学数据的处理需要选用统计学方法，涉及数据的管理、计算及相关图表的绘制等内容，在准确理解和掌握了各种统计方法的原理之后，再用相应的统计软件进行实际操作，会起到事半功倍的效果。常用的统计工具和软件有很多，本章主要介绍 Excel、SPSS 两种。

## 第1节 Excel 的统计功能

办公软件 Office 自带的 Excel 工具对于统计学处理有非常重要的意义，不仅可以管理数据，还能实现一些简单的统计学处理，下面以 Excel2007 为例，介绍一些统计功能。

**【例 9-1】** 请用表 3-1 某社区 256 名常住居民空腹血糖原始值（mmol/L）的数据，使用 Excel 进行统计运算并绘制图形。

### 一 运算

使用 Excel 软件计算统计量的具体步骤如下：

1. 先将原始测量值逐一输入 Excel2007 数据表的某列中，如图 9-1 的 B 列。

2. 在 c1 栏填入“组段”，在 d1 栏填入“频数”。在 c2 至 c11 依次填入“3.60～”、“3.90～”、“4.20～”、“4.50～”、“4.80～”、“5.10～”、“5.40～”、“5.70～”、“6.00～”、“6.30～6.60”。

3. 选择“公式”菜单，选定 d2，点击常用工具栏“插入函数”，选择“countif（ ）”函数，按要求输入表达式“=countif（b2：b257，“≥3.60”）-countif（b2：b257，“≥3.90”）”，然后回车，即得组段“3.60～”的频数；选定 d3，按要求输入表达式“=countif（b2：b257，“≥3.90”）-countif（b2：b257，“≥4.20”）”，然后回车，即得组段“3.90～”的频数。按此依次可完成其他各组的频数清点。

4. 选定 b2：b257 数据区域，点击“公式”菜单下的“自动求和”栏的下拉菜单，依次可完成最大值、最小值、求和、平均数、标准差等内容的计算，如图 9-1 所示。

使用 Excel 还可以进行 $\chi^2$ 检验、相关分析等统计分析，具体操作请参见相关内容。

### 二 绘图

1. 绘制频数分布图，选定 c1：d11 数据区域。

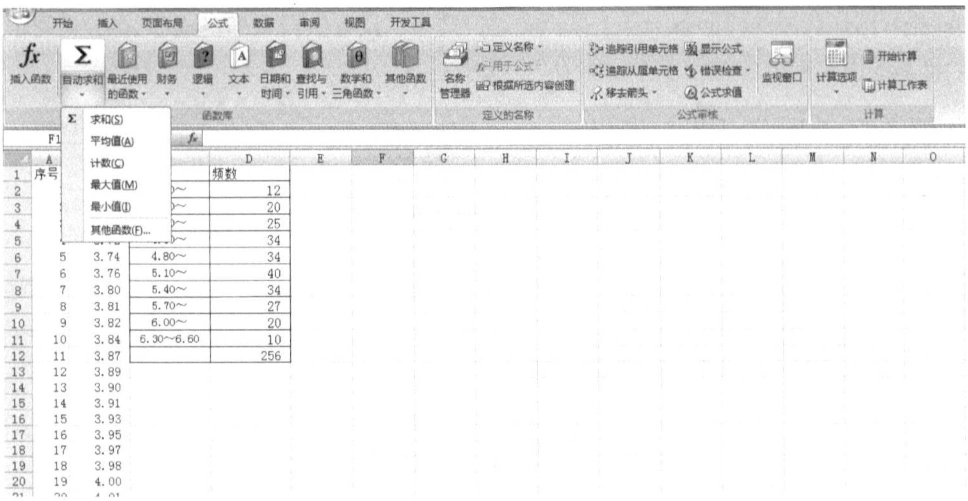

图 9-1　Excel 数据分析列表

2. 选择“插入”菜单下的“图形”常用工具栏，点击右侧下拉菜单键，选择“柱形图”，见图 9-2。

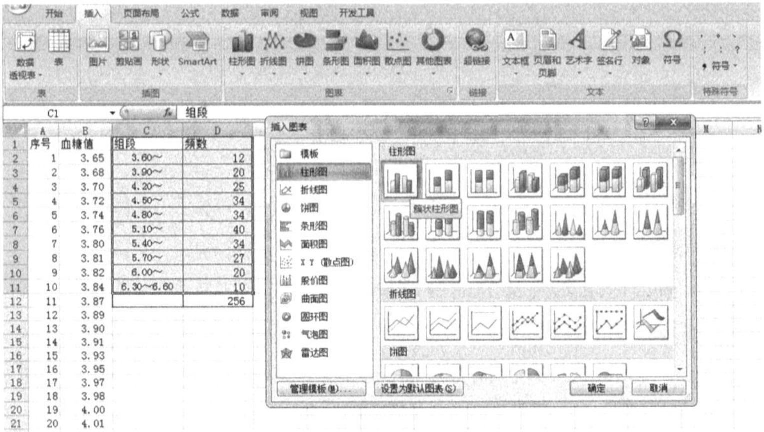

图 9-2　插入图表

3. 根据需要选择合适的图形式样，点击“确定”，即可得到图形，如图 9-3 所示。

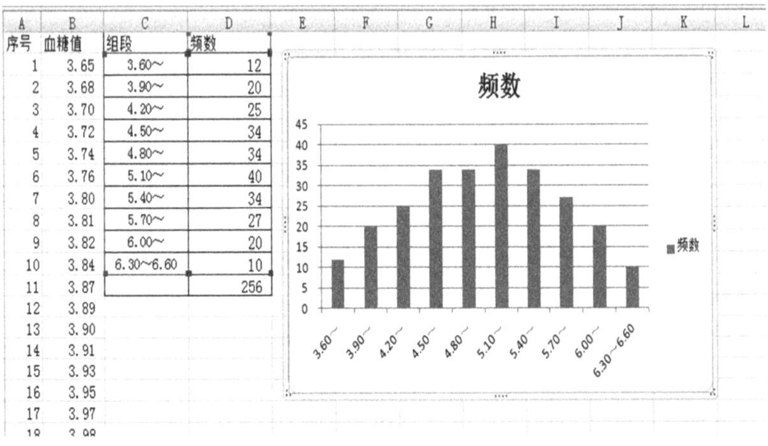

图 9-3　选择图形式样

4. 选择图形区域的柱形条，点击鼠标右键，选择“设置数据系列格式”，将分类间距修改为 0，然后关闭，即可得到直方图，如图 9-4 所示。

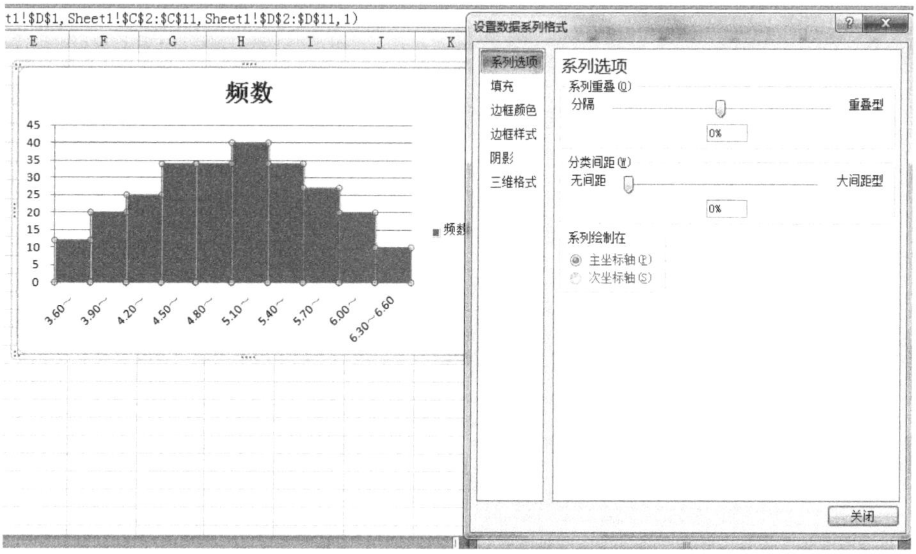


图 9-4 设置数据系列格式

## 第 2 节 SPSS 统计软件介绍

由美国 SPSS 公司自 20 世纪 80 年代初开发的大型统计分析软件包，也是世界上著名的统计软件包之一。该软件在不断升级，但一般都具有如下几个特点：

（1）操作简便：除数据录入及部分命令程序等少数输入工作需要使用键盘外，大多数操作都可使用鼠标单击或双击完成。

（2）无须编程：对于常见的统计分析方法完全可以通过对“菜单”、“对话框”的操作完成。

（3）功能模块组合灵活：包括 Base、Professional、Advance、Tables、Trends、Categories 和 LISREL 等概念模块，用户可根据自己的分析工作需要和计算机设备的实际配置情况选择和装备模块，比较方便灵活。

（4）数据接口转换方便：由 Foxpro、FoxBase 等产生的*.dbf 文件，或用文本编辑器软件生成的 ASCII 码数据文件均可方便地被读入或转换成可提供分析的数据文件。

（5）分析方法多样：SPSS 提供了从简单的描述统计到复杂的多因素统计分析方法，如数据的探索性分析、统计描述、列联表分析、二维相关、方差分析、非参数统计、多元回归、生成分析、判别分析、因子分析、聚类分析、时序分析、非条件 logistic、多元方差分析等。

（6）应用面较广：除应用于社会科学外，还可应用于经济学、生物学、心理学、医疗卫生、农业、商业金融等领域。

下面以 SPSS19.0 汉化版为例，简要介绍该软件的操作。

**【例 9-2】** 请使用 SPSS 统计软件对下例数据进行统计分析。

为了研究轻度和重度再生障碍性贫血患者血清中可溶性 CD8 抗原水平（U/ml）有无差别，随机测定了 12 名轻度再生障碍性贫血患者和 13 名重度再生障碍性贫血患者血清中可溶性 CD8

抗原水平，试比较轻度和重度再生障碍性贫血患者血清中可溶性 CD8 抗原水平有无差别。

轻度再生障碍性贫血患者：509，518，555，758，845，712，585，448，753，896，783，628。

重度再生障碍性贫血患者：851，562，918，631，653，843，659，843，762，901，824，628，668。

## 一 启动 SPSS

通过程序的桌面快捷方式或"开始"菜单的"运行"命令方式等启动 SPSS 后，展现在我们面前的界面如图 9-5 所示。

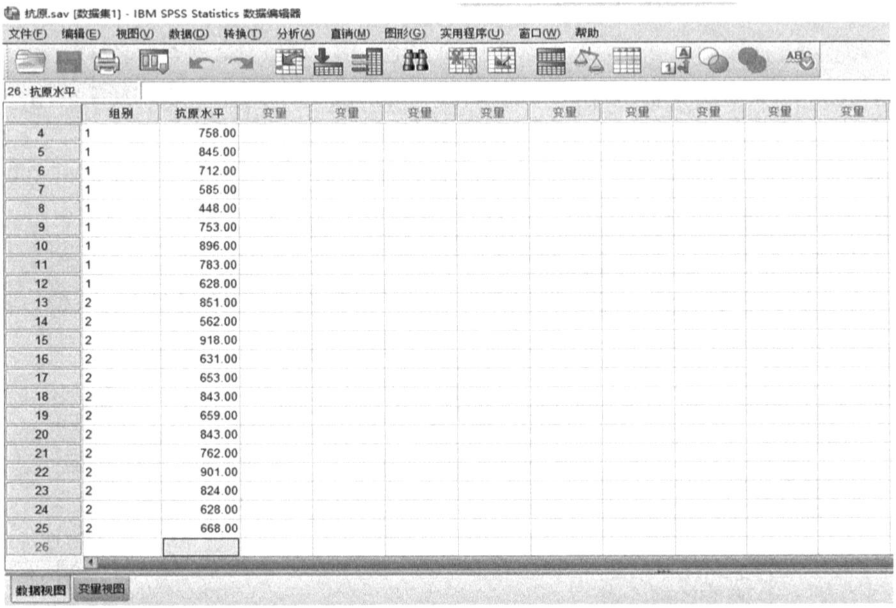

图 9-5　SPSS 窗口界面

在数据管理窗口，有菜单栏、工具栏。工具栏下方的是数据栏，数据栏下方则是数据管理窗口的主界面。该界面和 Excel 极为相似，由若干行和列组成，每行对应了一条记录，每列则对应了一个变量，主菜单项的组成见表 9-1。

**表 9-1　SPSS 主界面主菜单项的组成**

| 菜单项 | 含义 |
|---|---|
| File（F） | 文件操作 |
| Edit（E） | 文本编辑 |
| View（V） | 状态栏、工具条或标签等的显示开关 |
| Data（D） | 数据文件的建立和编辑 |
| Transform（T） | 数据转换实用程序 |
| Analyze（A） | 统计分析 |
| Graphs（G） | 统计图的建立与编辑 |
| Utilities（U） | 实用程序 |
| Window（W） | 窗口信息与控制 |
| Help | 帮助 |

## 二 数据文件输入和保存

1. 定义变量　例 9-2 资料是定量资料，设计为成组设计，因此我们需要建立两个变量，一个变量代表可溶性 CD8 抗原水平，这里取名为“抗原水平”，另一个变量代表观察对象是轻度再生障碍性贫血患者还是重度再生障碍性贫血患者，取名为“组别”。

双击数据对话框数据列“变量”灰色按钮或点击左下“变量视图”栏都可快速进入变量定义。

SPSS 的变量类型有数值型（Numeric）、字符型（String）、科学记数型（Scientific notation）、日期型（Date）、带逗点的数值型（Comma）、带美元符号的数值型（Dollar）和用户自定义型（Custom currency）等 8 种。

本例将第一列确定为变量“组别”，变量类型为字符型；第二列确定为“抗原水平”，变量类型为数值型。这样就形成了一个数据文件的二维表格，第一、第二列的名称均为深色显示，表明这两列已经被定义为变量，其余各列的名称仍为灰色的“变量”，表示尚未使用。同样地，各行的标号也为灰色，表明现在还未输入过数据，即该数据集内没有记录。

2. 输入数据　输入数据时，既可按变量输入，也可按观察序号输入，还可移动鼠标选定相应单元格输入等。本例将轻度再生障碍性贫血定义为“1”组，将重度再生障碍性贫血定义为“2”组，数据录入完成后如图 9-5 所示。

3. 保存数据　选择菜单“文件→保存”，由于该数据从来没有被保存过，所以弹出“另存为”对话框，如图 9-6 所示。

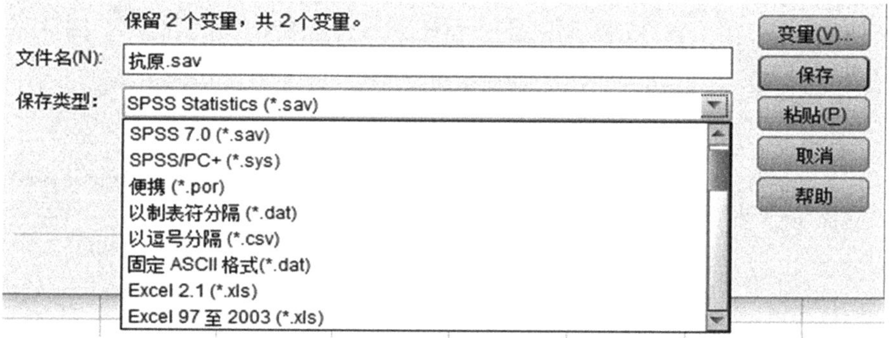


图 9-6　数据保存

单击保存类型列表框，可以看到 SPSS 所支持的各种数据类型，有*.sav、*.sys、*.por、*.dat、*.xls 等，这里我们仍然将其存为 SPSS 自己的数据格式（*.sav 文件）。在文件名框内键入抗原并回车，可以看到数据管理窗口左上角由 Untitled 变为了现在的变量名抗原.sav。

## 三 数据的预分析

数据录入完成后，要对数据进行必要的分组、排序、分布图、平均数、标准差的描述，以掌握数据的基本特点和基本情况，保证后续工作的有效性，也为确定采用何种统计检验方法提供依据。具体操作如下：

选择“分析→描述统计→频率”菜单，系统弹出“频率”对话框，如图 9-7 所示。

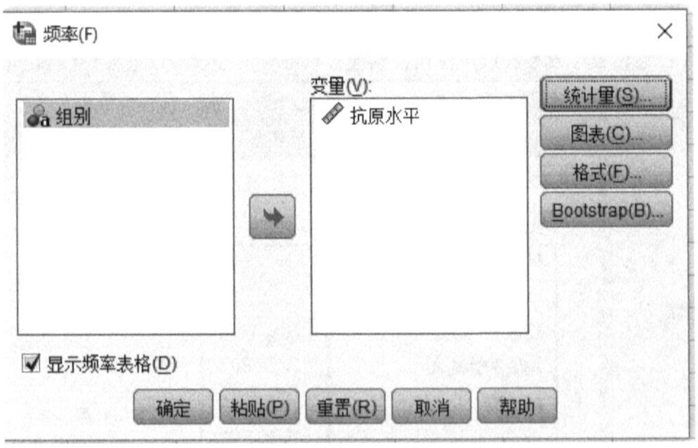


图 9-7 统计描述对话框

该对话框可分为左右两大部分，左侧为所有可用的候选变量列表，右侧为选入变量列表。我们只需要描述数值型“抗原水平”，用鼠标选中“抗原水平”，单击中间的按钮，变量“抗原水平”的标签就会移入右侧，如图 9-7 所示；此时点击右上“统计量”按钮，出现图 9-8 的界面，根据需要在复选框中勾选定义集中趋势“均数、合计”等指标、定义离散趋势“最大值、最小值、标准差、方差、均值标准误”等指标，点“继续”按钮，如图 9-8 所示；再点右上“图表”按钮，勾选“直方图”，点“继续”按钮，注意这时“确定”按钮变黑，如图 9-7 所示，表明已经可以进行分析了，单击它，系统会弹出一个新的界面，如图 9-9 所示。

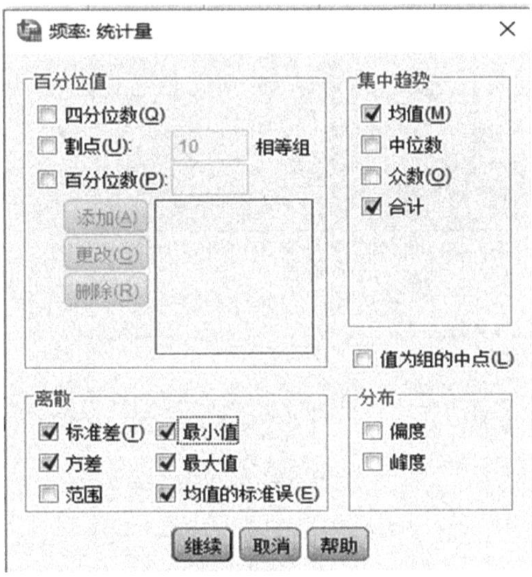


图 9-8 统计指标选择对话框

图 9-9 显示的是 SPSS 结果浏览窗口，整个的结构和资源管理器类似，左侧为导航栏，右侧为具体的输出结果。结果表格给出了样本数、均值、均值的标准误、标准差、方差、最小值、最大值等几个统计量的计算结果。从中可以看到，25 个数据总的均数为 709.320 0，标准差为 136.590 24。

点击结果浏览窗口的左侧导航栏中“直方图”，右侧就会定位到图 9-10 所示地方。

如果分组描述，需要用到文件分割功能，选择“数据→分割文件”菜单，系统弹出文件分割对话框，如图 9-11 所示。

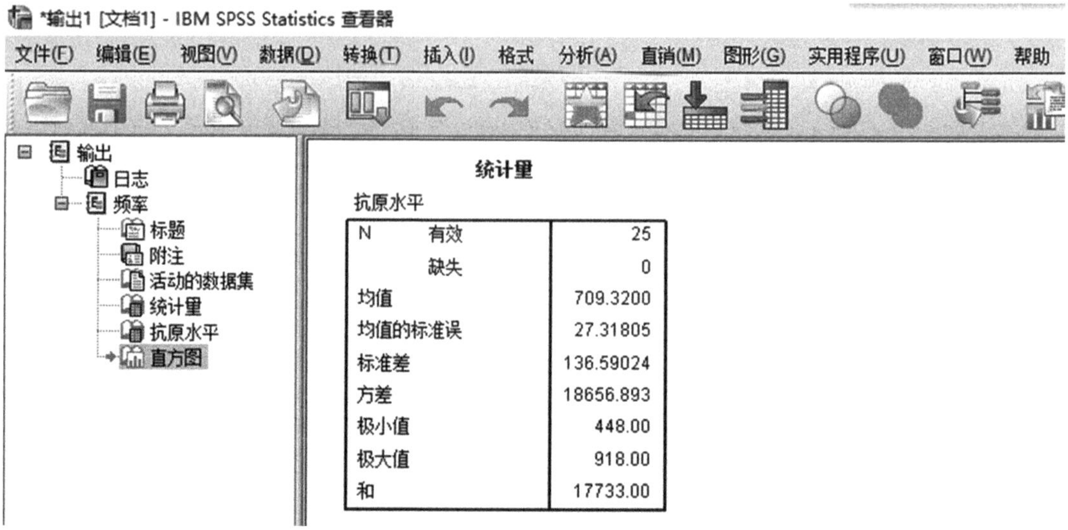


图 9-9　统计指标分析结果

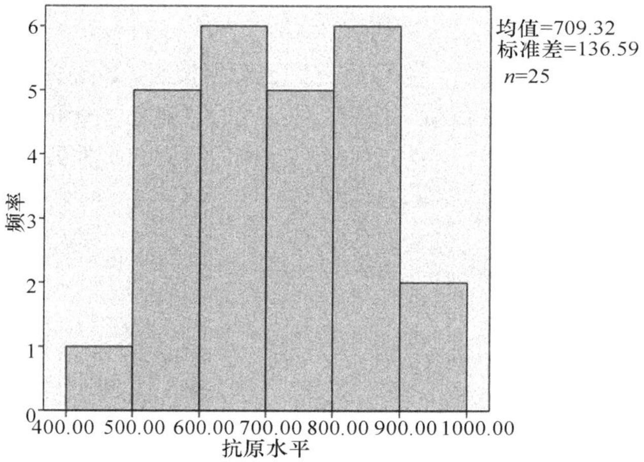


图 9-10　频数分布直方图

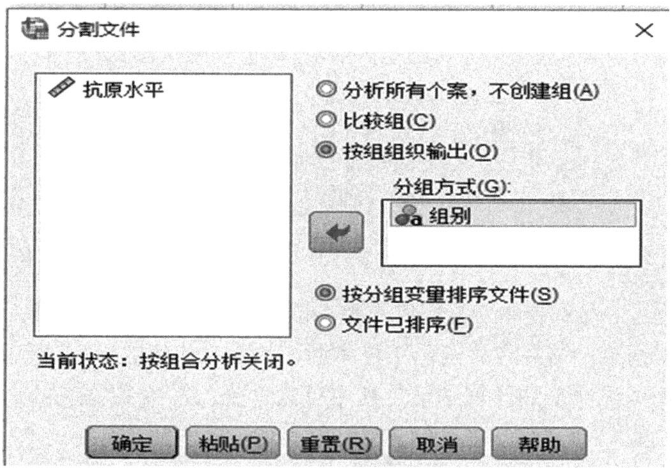


图 9-11　文件分割对话框

选择单选按钮“按组组织输出”，将变量“组别”选入右侧的选入变量框，单击“确定”，此时界面不会有任何改变，但再做一次数据描述，就可以看到数据是分“组别=1”和“组别=2”两种情况在描述了。从结果描述可知两组的均数和标准差分别为 665.833 3、749.461 5 和 144.970 74、120.049 72。

## 四 进行统计分析

除完成一般描述外，SPSS 能完成很多统计分析任务。下面以例 9-2 为例，用 SPSS 来做成组设计两样本均数比较的 $t$ 检验，其步骤如下：

（1）如进行了文件分割，先要取消文件分割。选择“数据→分割文件”菜单，系统弹出文件分割对话框，如图 9-11 所示。选定“分析所有个案，不创建组”，点击“确定”即完成取消文件分割。

（2）选择“分析→比较均值→独立样本 $t$ 检验”，系统弹出两样本 $t$ 检验对话框，如图 9-12 所示。将变量“抗原水平”选入检验变量框内，变量“组别”选入分组变量框内，注意这时下面的“定义组”按钮变黑，表示该按钮可用，单击它，系统弹出比较组定义对话框。该对话框用于定义是哪两组相比，在两个“定义组”框内分别输入 1 和 2，表明是变量“组别”取值为 1 和 2 的两组相比。然后单击“继续”按钮，再单击“确定”按钮，系统经过计算后会弹出结果浏览窗口，首先给出的是两组的基本情况描述，如样本量等，然后是 $t$ 检验的结果，如图 9-13 所示。

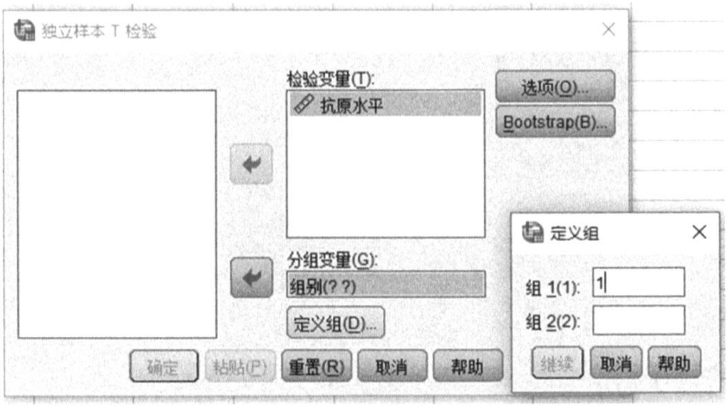


图 9-12 两样本 $t$ 检验对话框

**组统计量**

| | 组别 | N | 均值 | 标准差 | 均值的标准误 |
|---|---|---|---|---|---|
| 抗原水平 | 1.00 | 12 | 665.8333 | 144.97074 | 41.84845 |
| | 2.00 | 13 | 749.4615 | 120.04972 | 33.29580 |

可见该结果分为两大部分：第一部分为分组统计描述结果，分别为两样本的均数和标准差，结果与前述一致。第二部分为两样本 $t$ 检验结果，左侧为 Levene 方差齐性检验，用于判断两总体方差是否齐，这里的结果为 $F=0.720$，$p=0.405$，可见在本例中方差是齐的；右侧分别给出两组所在总体方差齐和方差不齐时的 $t$ 检验结果，由于前面的方差齐性检验结果为方差齐，结果就应选用方差齐时的 $t$ 检验结果，即上面一行列出的 $t=-1.576$，$v=23$，$p=0.129$。从而最终的统计结论为按 $\alpha=0.05$ 水准，接受 $H_0$，可以认为轻度和重度再生障碍性贫血患者可溶性 CD8 抗原水平没有差别。

组统计量

| | 组别 | N | 均值 | 标准差 | 均值的标准误 |
|---|---|---|---|---|---|
| 抗原水平 | 1.00 | 12 | 665.8333 | 144.97074 | 41.84945 |
| | 2.00 | 13 | 749.4615 | 120.04972 | 33.29580 |

独立样本检验

| | | 方差方程的 Levene 检验 | | 均值方程的 *t* 检验 | | | | | | |
|---|---|---|---|---|---|---|---|---|---|---|
| | | F | Sig | t | df | Sig.（双侧） | 均值差值 | 标准误差值 | 差分的 95%置信区间 下限 | 差分的 95%置信区间 上限 |
| 抗原水平 | 假设方差相等 | .720 | .405 | −1.576 | 23 | .129 | −83.62821 | 53.06420 | −193.39986 | 26.14345 |
| | 假设方差不相等 | | | −1.564 | 21.454 | .133 | −83.62821 | 53.47884 | −194.70053 | 27.44412 |

图 9-13　*t* 检验结果输出

【例 9-3】　请利用案例 7-1 中的资料，使用 SPSS 软件进行分析。

数据整理后如表 7-1 所示，这属于四格表资料，分析步骤如下：

（1）录入数据，建立数据文件。设三个变量：A 表示医院，B 表示结局，*f* 表示人数，如图 9-14 所示，建立数据文件。

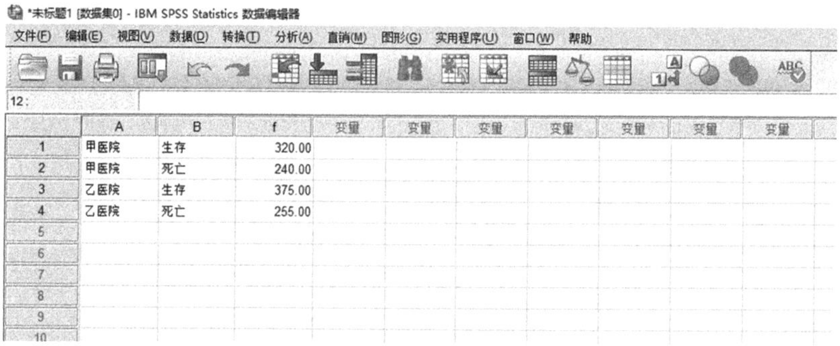
*未标题1 [数据集0] - IBM SPSS Statistics 数据编辑器
文件(F) 编辑(E) 视图(V) 数据(D) 转换(T) 分析(A) 直销(M) 图形(G) 实用程序(U) 窗口(W) 帮助
A B f
甲医院 生存 320.00
甲医院 死亡 240.00
乙医院 生存 375.00
乙医院 死亡 255.00

图 9-14　例 9-3 的数据文件

（2）统计分析。

选择“数据→加权个案”的对话框，如图 9-15 所示。

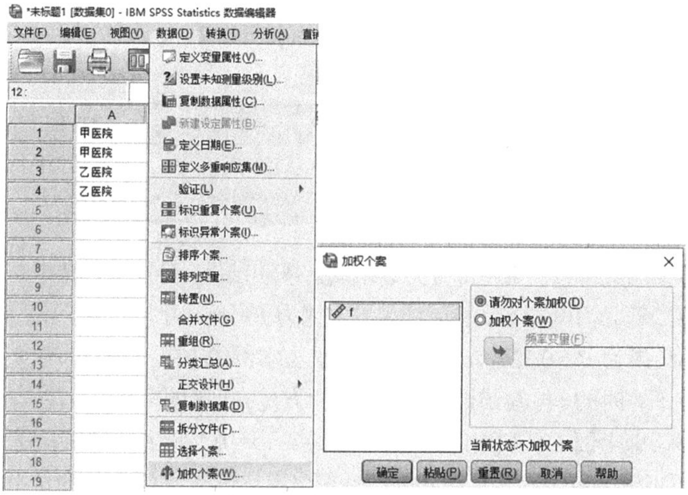


图 9-15　加权个案对话框

激活“加权个案”，将变量“*f*”选入“频率变量”下，点击确定，回到主界面。

选择“分析→描述统计→交叉表”，如图 9-16 所示。然后将变量“A”调入行，变量“B”调入列。

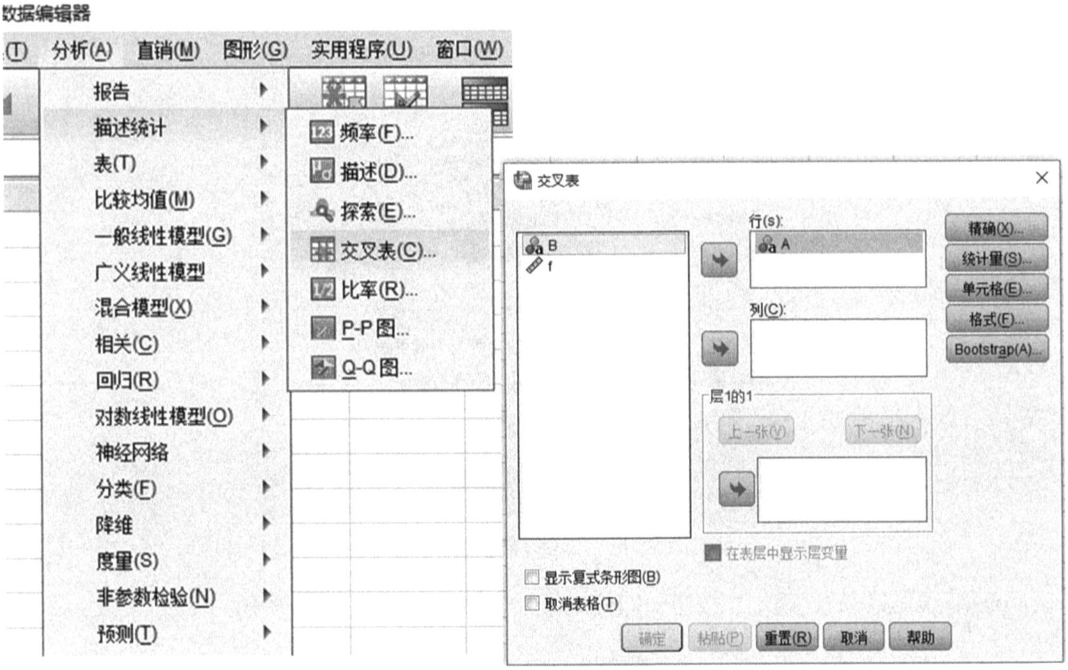


图 9-16　交叉表对话框

点击图 9-16 中的“统计量”按钮，出现交叉表统计量对话框，如图 9-17 所示，勾选“卡方”，点击“继续”按钮。

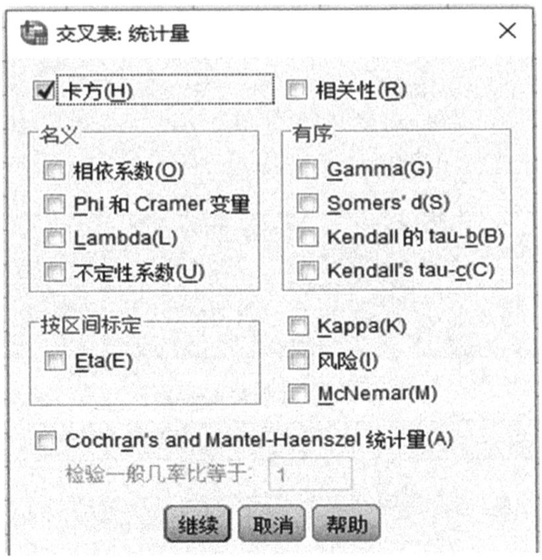


图 9-17　交叉表统计量对话框

点击图 9-16 中的“单元格”按钮，出现交叉表单元格对话框，如图 9-18 所示，勾选“期望值”、“行”和“列”，点击“继续”按钮。

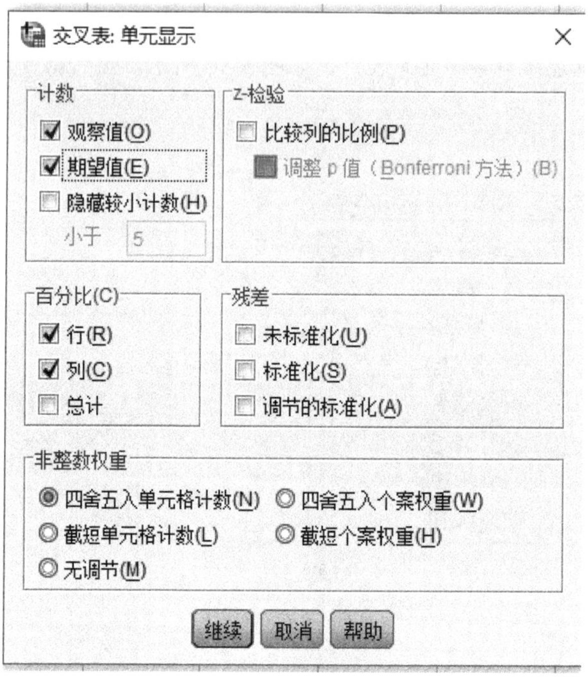


图 9-18　交叉表单元格对话框

点击图 9-16 中的“确定”按钮，即输出结果，如表 9-2 和表 9-3 所示。

**表 9-2　A*B 交叉制表**

| | | | B | | 合计 |
|---|---|---|---|---|---|
| | | | 生存 | 死亡 | |
| A | 甲医院 | 计数 | 320 | 240 | 560 |
| | | 期望的计数 | 327.1 | 232.9 | 560.0 |
| | | A 中的% | 57.1% | 42.9% | 100.0% |
| | | B 中的% | 46.0% | 48.5% | 47.1% |
| | 乙医院 | 计数 | 375 | 255 | 630 |
| | | 期望的计数 | 367.9 | 262.1 | 630.0 |
| | | A 中的% | 59.5% | 40.5% | 100.0% |
| | | B 中的% | 54.0% | 51.5% | 52.9% |
| 合计 | | 计数 | 695 | 495 | 1190 |
| | | 期望的计数 | 695.0 | 495.0 | 1190.0 |
| | | A 中的% | 58.4% | 41.6% | 100.0% |
| | | B 中的% | 100.0% | 100.0% | 100.0% |

**表 9-3　卡方检验结果**

| | 值 | df | 渐进 Sig.（双侧） | 精确 Sig.（双侧） | 精确 Sig.（单侧） |
|---|---|---|---|---|---|
| Pearson 卡方 | .692[a] | 1 | .406 | | |
| 连续校正[b] | .597 | 1 | .440 | | |
| 似然比 | .692 | 1 | .406 | | |
| Fisher 的精确检验 | | | | .410 | .220 |
| 有效案例中的 N | 1190 | | | | |

a. 0 单元格（0%）的期望计数少于 5。最小期望计数为 232.9。

b. 仅对 2×2 表计算。

结果解释：表 9-2 显示甲医院与乙医院生存情况比较的行×列表，其中除观察值（实际频数）外，还有期望值（理论频数）、行和列的百分数。

表 9-3 是卡方检验的结论，此处 $\chi^2$=0.692，$P$=0.406，差异无统计学意义，即不能认为两医院宫颈癌五年生存率有差别。

## 五 保存和导出分析结果

1. 保存结果文件　为方便调用，需要对结果进行保存。在结果浏览窗口中选择菜单“File ⟶ Save”，按提示完成保存，文件类型为*.spo。

2. 导出分析结果　常用文件的 Word 等文字处理软件，不能直接读取 SPO 格式的文件，在调用时，SPSS 提供了将结果导出为纯文本格式或网页格式的功能，在结果浏览窗口中选择菜单“文件⟶导出”，系统会弹出“导出输出”对话框，如图 9-19 所示。

导出对象、输出文档类型和选项等内容，根据需要进行选择，在一切按所需选择完毕后按“确定”按钮，则结果文件就会输出为合适的类型。

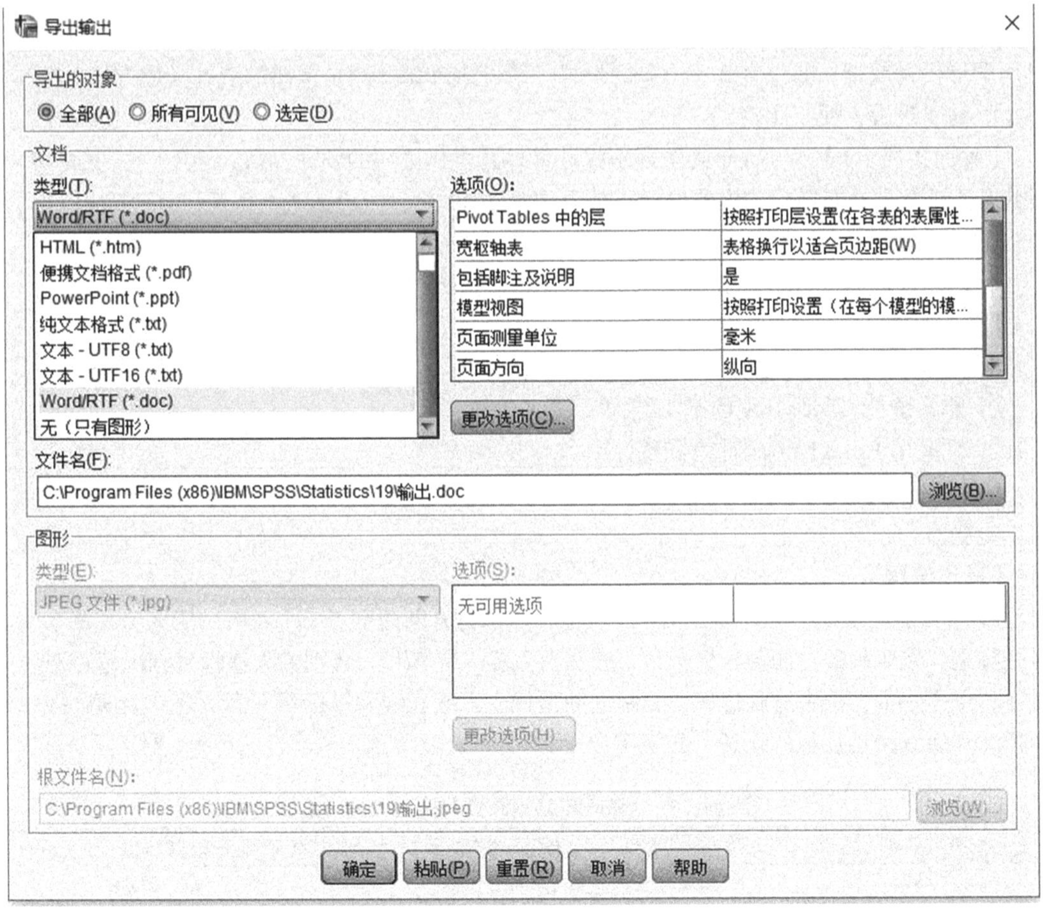


图 9-19　结果导出对话框

（黎逢保）

# 实训指导

## 实训 1　统计表与统计图

### 一　案例解析

概述：统计表是数据代替文字描述，便于统计结果精确、简洁地表达和对比分析。统计图是用图形代替数据，获得直观、形象的效果。统计表和统计图是重要的统计描述方法。简单、明了、易于理解，便于比较。

**【案例实训 1-1】** 1980 年某防疫站统计某地儿童传染病的发病人数为 8010 人，其中麻疹、猩红热、痢疾、百日咳、白喉的发病人数分别为 2640 人、2920 人、470 人、1450 人、530 人；所占的比重分别为 33.0%、36.5%、5.9%、18.0%和 6.6%。

讨论：根据案例数据，用 Excel 列出统计表并画出相应的统计图。

**【实训目的】**

1. 了解不同统计图的适用条件。
2. 熟悉统计表和统计图的基本结构及基本要求。
3. 掌握用 Excel 绘制统计表和统计图。

**【实训准备】**

电脑。

**【操作流程】**

1. 统计表的绘制　桌面新建 Excel 表格，双击打开新建的 Excel 表格，任选单元格输入表号及标题，在表头的左侧输入横标目，表头右侧输入纵标目，分别输入横标目和纵标目对应的数字，点击边框，选中绘制边框，绘制上面顶线、下面底线和纵标目下面、合计上面隔线，其中顶线和底线使用加粗的线条，如表实训 1-1。

表实训 1-1　1980 年某地儿童传染病发病构成比

| 传染病 | 发病人数 | 发病构成比（%） |
|---|---|---|
| 麻疹 | 2640 | 33.00 |
| 猩红热 | 2920 | 36.50 |
| 痢疾 | 470 | 5.90 |
| 百日咳 | 1450 | 18.00 |
| 白喉 | 530 | 6.60 |
| 合计 | 8010 | 100.00 |

2. 统计图的绘制　选中表实训 1-1 中的传染病和发病率中的数据，点击插入，在柱形图中选择二维柱形图，在图中编辑标题，横坐标和纵坐标标题，如图实训 1-1 所示。

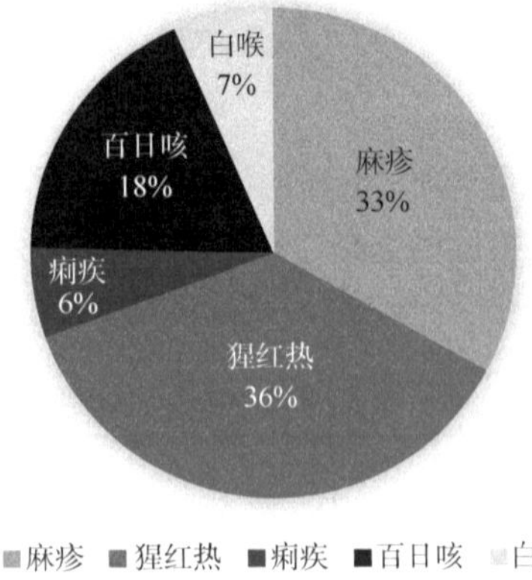


图实训 1-1　1980 年某地儿童传染病发病构成比（%）

**【实训评价】**

1. 统计表的标题要能概括地说明表的时间、地点和内容，位于表上方的中央位置，标题的左侧加表号；横标目和纵标目分别位于表的左侧和右侧，标目不能过多，层次一定要清楚。线条不宜过多，采用三线，其中顶线和底线使用加粗的线条。表内的数字一律用阿拉伯数字，同一指标的数字其小数位数要一致、次位要对齐。

2. 直条图是用相同宽度直条的长短表示相互独立的统计指标的数值大小和它们之间的对比关系。适用于指标为各自独立的分类资料。直条图的绘制以横轴为基线，表示各个类别，纵轴表示其数值，纵轴尺度必须从 0 开始，各直条间宽度应相等，间隔一般与直条等宽或为其一半；直条排列应按习惯或长短排列。

**【注意事项】**

1. 统计表的标题不能过于简略，也不能过于烦琐，更不能标题不确切。标题位于表上方的中央位置。

2. 统计表标目不能过多，层次一定要清楚。线条不宜过多，采用三线，表内的数字一律用阿拉伯数字。

3. 资料是相互独立的，其目的是用直条的长短比较数值的大小，应选择直条图。

4. 统计图标题应简明扼要地说明统计图资料的时间、地点和主要内容，统计图的标题一般放在图的正下方，左侧加图序号。

5. 直条图纵横两轴应标明标目并注明度量衡单位。直条图纵轴必须从 0 开始，刻度数值按从小到大的顺序排列，纵轴由下向上，横轴由左向右。纵横轴的比例一般以 5∶7 或 7∶5 为宜。

## 二 实训作业

某医师 1980 年对某两省五种恶性肿瘤（肝癌、胃癌、肺癌、食管癌和鼻咽癌）的死亡率进行调查，甲省的死亡率（1/10 万）分别为 17.0、7.5、5.0、11.5、8.9；乙省的死亡率（1/10 万）分别为 9.6、15.2、7.1、6.5、10.2。据此资料用 Excel 表格绘制统计表并画出相应的统计图。

# 实训2　统计描述指标的应用

## 一 案例解析

### （一）数值资料的描述

概述：统计描述是统计分析的基础，恰当的描述指标可形象地反映观察事物的数据特征及分布规律。不同类型的资料，其指标的选择亦有所不同。

**【案例实训 2-1】** 某护士收集产科 100 名足月健康新生儿出生体重（kg），记录如表实训 2-1。

**表实训 2-1　某地 100 名足月健康新生儿出生体重（kg）数据**

| | | | | | | | | | | | |
|---|---|---|---|---|---|---|---|---|---|---|---|
| 2.52 | 3.11 | 2.95 | 3.74 | 3.32 | 4.05 | 2.63 | 3.78 | 2.87 | 3.49 | 3.25 | 3.83 |
| 2.97 | 2.66 | 2.89 | 3.07 | 4.11 | 2.75 | 3.32 | 3.08 | 3.42 | 2.84 | 3.66 | 3.24 |
| 3.36 | 3.48 | 3.90 | 2.51 | 2.55 | 3.96 | 3.52 | 3.41 | 3.69 | 3.33 | 3.47 | 3.58 |
| 3.66 | 3.93 | 4.00 | 2.50 | 3.10 | 3.62 | 3.49 | 3.92 | 4.05 | 2.69 | 3.45 | 3.56 |
| 3.89 | 2.48 | 2.96 | 3.07 | 4.26 | 3.18 | 3.26 | 3.59 | 3.63 | 4.00 | 2.50 | 2.95 |
| 3.91 | 3.83 | 3.76 | 3.69 | 2.76 | 2.38 | 3.33 | 4.09 | 3.34 | 3.55 | 3.74 | 2.89 |
| 3.12 | 3.09 | 3.45 | 3.59 | 3.88 | 4.03 | 3.25 | 3.64 | 3.72 | 3.18 | 3.69 | 2.93 |
| 3.47 | 3.92 | 4.15 | 2.85 | 2.79 | 3.07 | 3.26 | 3.17 | 4.18 | 3.42 | 3.58 | 3.86 |
| 3.45 | 3.48 | 3.29 | 3.44 | | | | | | | | |

讨论：

（1）这 100 名新生儿出生体重呈何种分布？如何描述？

（2）绝大多数新生儿（95%）的体重在何范围内？若有一新生儿体重，如何来评价？

**【实训目的】**

1. 了解频数表的编制过程。
2. 熟悉频数分布的判断、医学参考值范围的制定。
3. 掌握统计描述指标的应用。

**【实训准备】**

计算器或 Excel。

**【实训流程】**

1. 利用计算器完成

（1）数据整理并编制相应频数分布表、绘制频数分布图。

（2）结合频数分布表信息，判断该产科新生儿体重分布类型。

（3）根据分布类型，即可选择合适的描述指标。

（4）根据分布类型，结合专业知识，估计新生儿出生体重 95%正常参考值范围。

（5）利用 95%正常参考值范围，评价新生儿出生体重正常与否。

2. 利用 Excel 完成。

具体操作参见教材第九章。

**【实训评价】**

通过上述案例数据分析，可较系统地掌握频数表编制、数值变量描述指标的使用、医学参考值范围的制定与应用。

**【注意事项】**

1. 编制频数表时注意组段的划分及相应数据的划记列表。

2. 计算相应描述指标时应注意数值变量包括集中与离散两方面特征；不同数据形式，选择不同指标。

3. 估计医学参考值范围应结合专业知识考虑观察变量单、双侧问题，根据数据分布考虑正态分布法或百分位数法。

### （二）分类资料的统计描述

**【案例实训 2-2】** 某地 2009 年恶性肿瘤死亡情况如表实训 2-2 所示，部分信息缺失。

**表实训 2-2　某地各年龄组恶性肿瘤死亡情况**

| 年龄（岁）<br>（1） | 人口数（人）<br>（2） | 死亡总数（人）<br>（3） | 其中恶性肿瘤死亡总数<br>（4） | 恶性肿瘤死亡占总死亡的比例（%）<br>（5） | 恶性肿瘤死亡率（1/10 万）<br>（6） | 年龄别死亡率（‰）<br>（7） |
|---|---|---|---|---|---|---|
| 0～ | 82 920 | | 4 | 2.90 | | |
| 20～ | | 63 | | 19.05 | 25.73 | |
| 40～ | 28 161 | 172 | 42 | | | |
| 60 岁及以上 | | | 32 | | | |
| 合计 | 167 090 | 715 | 90 | 12.59 | | |

讨论：

（1）死因构成比、死亡率、病死率有何区别?

（2）由表实训 2-2 的信息，能否了解恶性肿瘤死亡高危人群在哪个年龄段?

**【实训目的】**

1. 了解率、构成比的区别。

2. 熟悉医学常用相对数指标。

3. 掌握常用相对数指标的应用。

**【实训准备】**

计算器。

**【实训流程】**

1. 利用各指标相互关系完成表实训 2-2 数据。如恶性肿瘤死亡率=恶性肿瘤死亡数/人口数，依据这一关系即可完成（2）～（6）列数据的推算。

2. 结合各指标的性质、意义，选择合适指标。

**【实训评价】**

通过上述案例数据的推断，可较系统地掌握死因构成比、病死率、死亡率等医学常用相对数指标的使用。

**【注意事项】**

1. 计算各指标时应注意对应的比例基数，有%、‰、10 万/10 万等。

2. 指标的使用要结合该指标的性质意义，是描述比重分布还是频率强度?

## 二　实训作业

1. 利用表实训 2-1 的资料完成以下内容

（1）编制成频数表、绘制频数分布图并判断其分布。

（2）计算新生儿体重的集中趋势指标与离散趋势指标。

（3）估计新生儿体重 95%医学参考值范围。

（4）现有 3 名新生儿出生体重，分别为 4.33kg、2.45kg、3.48kg，请评价。

2. 利用表实训 2-2 资料完成以下内容

（1）完成表实训 2-2 空白部分。

（2）回答下列问题

1）表中第（5）、（6）栏指标分别是相对数中何种指标，该指标用于反映何种信息？

2）死亡机会最高的年龄组是哪组？

3）最易死于恶性肿瘤的年龄组为哪组？

4）恶性肿瘤死亡者人数最多的年龄组为哪组？

（3）现有另一地恶性肿瘤死亡率数据，能否直接与表实训 2-2 中恶性肿瘤死亡率进行比较？若不能，那比较前应考虑哪些内容？

# 实训 3　均数的假设检验

## 一　案例解析

### （一）单样本与总体均数的比较

概述：单样本与总体均数比较的 $t$ 检验是对一个未知总体和一个已知总体的比较，通过在未知总体中选取一个样本，对样本均数的代表性进行假设检验。调用 SPSS 的 Transform（数据转换）→Compute Variable（计算变量）的功能或调用 SPSS 的 One-Sample T Test 过程实现。

**【案例实训 3-1】**　根据以往的新生入学体检资料得知，某地大一新生平均身高为 164cm，在今年某校的大一新生中随机抽样 36 名，测量其身高，得均数为 166cm，标准差为 7.2cm，问该校的大一新生平均身高与以往是否不同？某研究者认为该校的 36 名大一新生实测的平均身高为 166cm＞164cm，故该校的大一新生平均身高高于以往，是否正确？

讨论：本例中某地以往大一新生平均身高为已知总体均数 $\mu_0$=164cm，随机抽取某校的大一新生 36 名为样本，即 $n$=36，$\bar{x}$=166cm，$s$=7.2cm，目的是判断该样本所代表的总体均数 $\mu$ 与已知总体均数 $\mu_0$ 是否相同，可采用单样本 $t$ 检验。

**【实训目的】**

1. 了解　假设检验功效的意义。
2. 熟悉　假设检验的概念及原理、基本步骤、注意事项。
3. 掌握　单样本计量资料的 $t$ 检验的基本步骤。

**【实训准备】**

用物准备：计算器或安装 SPSS 软件的电脑。

**【操作流程】**　见表实训 3-1。

表实训 3-1　单样本与总体均数的比较操作流程

| 操作流程 | 操作要点 |
|---|---|
| 输入数据<br>↓ | 激活 SPSS 的数据编辑窗口，单击窗口左下角的“Variable View”（变量视图），定义变量名为 $n$（样本例数）、$x$（样本均数）、$s$（样本标准差）、$x_0$（已知总体均数），点击数据编辑窗口左下角的“Data View”（数据视图），按顺序输入相应数据 |

续表

| 操作流程 | 操作要点 |
| --- | --- |
| 计算变量<br>↓ | 选择菜单“Transform”（数据转换）→“Compute Variable”（计算变量），弹出“Compute Variable”对话框如图实训 3-1，在“Targe Variable”（目标变量）中输入 sx，输入 s/后在“Function group”（函数组）中点击“All”，并在下面的“Functions and Special”中找到“Sqrt”双击，将其调入到上面的“Numeric Expression”（数值表达式）中，这时再将左侧的变量“*n*”双击调入“Numeric Expression”中代替“？”，即 sx=*s*/SQRT（*n*），如图实训 3-1 所示，单击“确定”。系统自动生成新变量“sx”，如图实训 3-2 所示。以此方式计算 $t$=ABS[（$x$–$x_0$）/sx]；$P_1$=1–CDF.T（$t$，$n$–1）；$P_2$=2×$P_1$<br>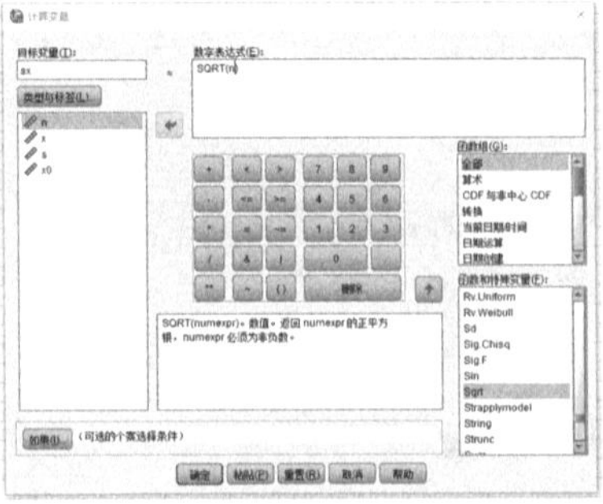<br>图实训 3-1　Compute Variable（计算变量）对话框<br>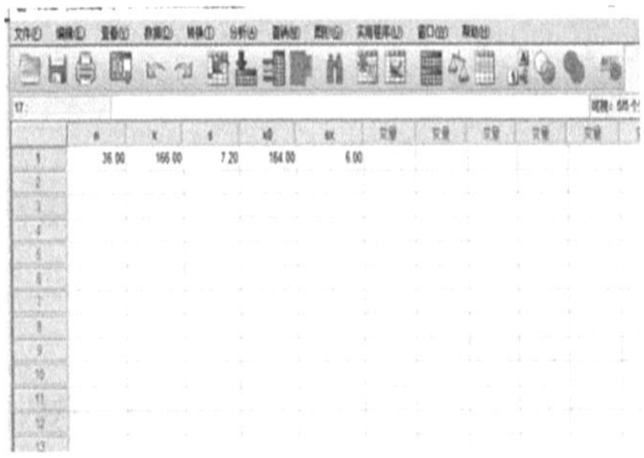<br>图实训 3-2　SPSS 的 Data View（数据视图）窗口 |
| 结果 | 上例的 SPSS 程序运行结果如图实训 3-3 所示。<br>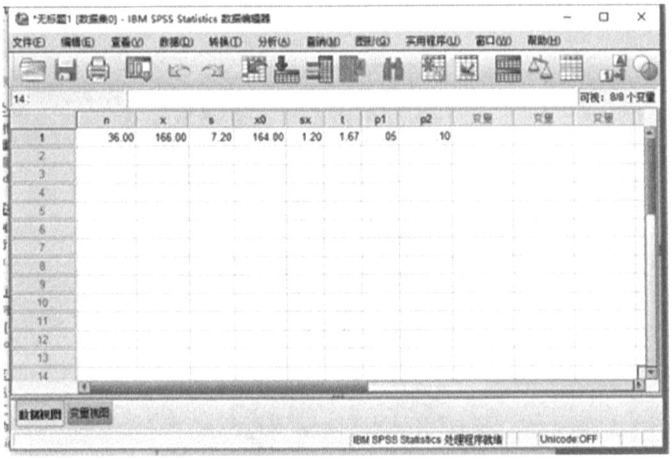<br>图实训 3-3　SPSS 的 Data View（数据视图）窗口 |

**【实训评价】**

SPSS 依次输出 $n$（样本例数）、$x$（样本均数）、$s$（样本标准差）、$x_0$（已知总体均数）、$s_x$（标准误）、$t$ 值、$P_1$（单侧 $P$ 值）、$P_2$（双侧 $P$ 值）。本例中 $t$=1.67，双侧 $P$=0.10，按双侧 $\alpha$=0.05 水准，不拒绝 $H_0$，差异无统计学意义，尚不能认为该校大一新生平均身高比以往高。

### （二）配对设计均数的比较

概述：配对设计是为了控制某些非处理因素对实验结果的影响而采用的设计方法，配对设计的 $t$ 检验是对配对设计资料的差值均数与总体均数 0 的比较。调用 SPSS 的 Paired-Sample T Test 过程实现。

**【案例实训 3-2】**　某研究用复方葡萄糖锑钠治疗 9 名黑热病贫血患者，观察治疗前后其血红蛋白（%）的变化，测得结果见表实训 3-2。问复方葡萄糖锑钠治疗黑热病是否有效？

表实训 3-2　用复方葡萄糖锑钠治疗黑热病患者前后血红蛋白（%）的变化

| 患者号 | 1 | 2 | 3 | 4 | 5 | 6 | 7 | 8 | 9 |
|---|---|---|---|---|---|---|---|---|---|
| 治疗前 | 55 | 50 | 65 | 60 | 70 | 40 | 45 | 35 | 30 |
| 治疗后 | 80 | 80 | 70 | 60 | 85 | 75 | 60 | 50 | 60 |

讨论：该资料是计量资料，设计类型是自身配对设计，研究目的是比较配对组间总体均数有无差别。应该采用配对设计资料的 $t$ 检验，调用 SPSS 的 Paired-Samples T Test 过程实现。

【实训目的】

1. 了解　配对设计类型。
2. 熟悉　配对设计资料 $t$ 检验的原理、注意事项。
3. 掌握　配对设计资料 $t$ 检验的基本步骤。

【实训准备】

用物准备：计算器或安装 SPSS 软件的电脑。

【操作流程】

表实训 3-3　配对设计均数的比较流程图

| 操作流程 | 操作要点 |
|---|---|
| 数据准备<br>↓ | 定义变量：治疗前、治疗后，输入数据，如图实训 3-4 所示<br>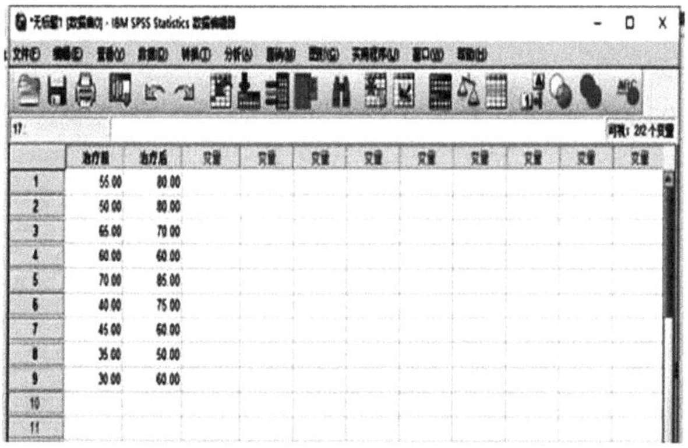<br>图实训 3-4　SPSS 的 Data View（数据视图）窗口 |
| 统计分析<br>↓ | 选择菜单 “Analyze” → “Compute Means” → “Paired-Sample T Test”，弹出 “Paired-Sample T Test”（配对 $t$ 检验）主对话框，依次选中两个成对变量 “治疗前” 和 “治疗后”，单击中间的▶，将其成对调入 “Paired Variables”（配对变量）框中，如图实训 3-5 所示。单击 “确定”，输出结果<br>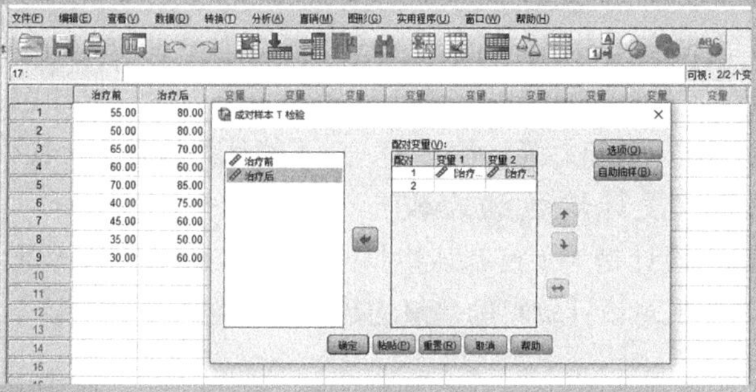<br>图实训 3-5　Paired-Sample T Test（配对设计）主对话框 |

续表

| 操作流程 | 操作要点 |
|---|---|
| 结果 | 上例的 SPSS 程序运行结果如下所示 |

**配对样本统计**

| | | 平均值 | 个案数 | 标准差 | 标准误差平均值 |
|---|---|---|---|---|---|
| 配对 1 | 治疗前 | 50.0000 | 9 | 13.69306 | 4.56535 |
| | 治疗后 | 68.8889 | 9 | 11.93152 | 3.97717 |

**配对样本相关性**

| | | 个案数 | 相关性 | 显著性 |
|---|---|---|---|---|
| 配对 1 | 治疗前和治疗后 | 9 | 0.574 | 0.106 |

**配对样本检验**

| | | 配对差值 | | | | | $t$ | 自由度 | 显著性（双尾） |
|---|---|---|---|---|---|---|---|---|---|
| | | 平均值 | 标准差 | 标准误差平均值 | 差值 95%置信区间 | | | | |
| | | | | | 下限 | 上限 | | | |
| 配对 1 | 治疗前-治疗后 | −18.88889 | 11.93152 | 3.97717 | −28.06027 | −9.71751 | −4.749 | 8 | 0.001 |

【实训评价】

1. 上述第一个表为统计描述表，描述配对变量的基本情况，均数（Mean）、对子数（$N$）、标准差（Std. Deviation）、标准误（Std. Error Mean）。

2. 上述第二个表为配对变量间的相关分析，本例对子数 $N$=9，相关系数（Correlation）$r$ = 0.574，$P$ = 0.106。

3. 上述第三个表为配对 $t$ 检验的统计分析结果，依次为差值的均数（Mean）、标准差（Std.Deviation）、标准误（Std. Error Mean）、差值 95%可信区间（95%Confidence Interval of the Difference）的下限（Lower）和上限（Upper）、$t$ 值（t）、自由度（ν）、双侧 $P$ 值[Sig.（2-tailed）]。本例中 $t$=−4.749，$\nu$=8，双侧 $P$=0.001。按 $\alpha$=0.05 水准，$P$＜0.05，拒绝 $H_0$，接受 $H_1$，差异有统计学意义，可以认为治疗前后血红蛋白含量不同。

## （三）完全随机设计均数的比较

概述：两独立样本资料的 $t$ 检验适用于完全随机设计的两样本均数的比较，将受试对象随机分配到两个处理组，每一组随机接受一种处理，将获得的两组资料视为代表两个不同总体的两个样本，据此判断他们的总体均数是否相等。调用 SPSS 的 Transform（数据转换）→Compute Variable（计算变量）的功能或 Independent-Samples T-Test 过程实现。

**【案例实训 3-3】** 2009 年某市抽查了市区 25 名健康男性工人的红细胞数，获得均数为 480 万/mm$^3$，标准差为 50 万/mm$^3$；抽查郊区 36 名健康男性工人的红细胞数得均数为 500 万/mm$^3$，标准差为 60 万/mm$^3$。问市区和郊区男性健康工人的红细胞数是否不同？

讨论：该资料是计量资料，研究目的是比较市区和郊区男性健康工人的红细胞数总体均数有无差别，从两总体中随机抽取两个样本，得到两个样本均数和标准差，设计类型是完全随机设计。应该采用完全随机设计资料的 $t$ 检验，调用 SPSS 的 Transform（数据转换）→Compute

Variable（计算变量）的功能实现。

【实训目的】

1. 了解　完全随机设计的概念。

2. 熟悉　完全随机设计 $t$ 检验的原理、注意事项。

3. 掌握　完全随机设计 $t$ 检验的基本步骤。

【实训准备】

用物准备：计算器或安装 SPSS 软件的电脑。

【操作流程】

表实训 3-4　完全随机设计均数比较的操作流程

| 操作流程 | 操作要点 |
| --- | --- |
| 输入数据<br>↓ | 激活 SPSS 的数据编辑窗口，单击窗口左下角的“Variable View”（变量视图），定义变量名为 $n_1$（市区样本例数）、$x_1$（市区样本均数）、$s_1$（市区样本标准差）、$n_2$（郊区样本例数）、$x_2$（郊区样本均数）、$s_2$（郊区样本标准差），单击数据编辑窗口左下角的“Data View”（数据视图），按顺序输入相应数据 |
| 计算变量<br>↓ | 选择菜单“Transform”（数据转换）→“Compute Variable”（计算变量），弹出“Compute Variable”对话框，在“Targe Variable”（目标变量）中输入“$v$”，在“Numeric Expression”（数值表达式）中输入“$n_1+n_2-2$”，单击“确定”。系统自动生成 $v$；以此方式分别计算 sc=[（$n_1-1$）＊$s_1$＊$s_1$+（$n_2-1$）＊$s_2$＊$s_2$）]/$v$；sx=Sqrt（sc＊（1/$n_1$+1/$n_2$））；$t$=ABS[（$x_1-x_2$）/sx]；$P_1$=1−CDF.T（$t$，$v$）；$P_2$=2×$P_1$。 |
| 结果 | 上例的 SPSS 程序运行结果如图实训 3-6 所示 |

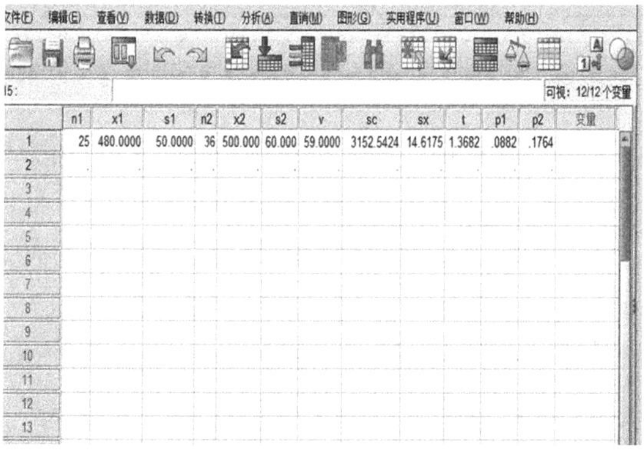


图实训 3-6　SPSS 的 Data View（数据视图）窗口

【实训评价】

SPSS 依次输出 $n_1$（市区样本例数）、$x_1$（市区样本均数）、$s_1$（市区样本标准差）、$n_2$（郊区样本例数）、$x_2$（郊区样本均数）、$s_2$（郊区样本标准差）、ν（自由度）、$s_C$（合并方差）、$s_x$（标准误）、$t$（$t$ 值）、$P_1$（单侧 $P$ 值）、$P_2$（双侧 $P$ 值）。本例中 $t$=1.368 2，双侧 $P$=0.176 4，按双侧 $\alpha$=0.05 水准，不拒绝 $H_0$，差异无统计学意义，尚不能认为该校大一新生平均身高比以往高。

## 二 实训作业

（一）单项选择题

1. 两样本均数比较，经 $t$ 检验，差别有显著性时，$P$ 越小，说明（　　）

A. 两个样本均数差别越大　　　B. 两总体均数差别越大

C. 越有理由认为两总体均数不同　　　D. 越有理由认为两样本均数不同

2. 某研究检测了男性和女性红细胞数，经检验该资料总体方差相等，欲比较男性和女性的红细胞数有无差异，取双侧 $\alpha=0.05$，经成组 $t$ 检验得 $P<0.01$，则（　　）

A. 可认为男性和女性的红细胞均数差异有统计学意义

B. 可认为男性和女性的红细胞均数无差异

C. 可认为男性和女性的红细胞均数差异很大

D. 尚不能认为男性和女性的红细胞均数有差异

3. 抽样调查某市正常成年男性与女性各 300 人，测得其血红蛋白含量，欲比较男性与女性的血红蛋白含量有无差异（假设男性和女性的血红蛋白的方差相等），应采用（　　）

A. 样本均数与总体均数比较的 $t$ 检验　　B. 配对 $t$ 检验

C. 成组 $t$ 检验　　D. 成组设计两样本比较的秩和检验

4. 欲比较糖尿病患者治疗前后血糖值有无变化（资料符合正态性及方差齐性），应采用（　　）

A. 成组设计的 $t$ 检验　　B. 配对设计的 $t$ 检验

C. 成组秩和检验　　D. $\chi^2$ 检验

5. 关于配对 $t$ 检验的检验假设，下面说法正确的是（　　）

A. $H_0$ 为“两样本均数相等”　　B. $H_1$ 为“两样本均数不相等”

C. $H_0$ 为“差值总体均数不等于 0”　　D. $H_1$ 为“差值总体均数不等于 0”

6. 有两个独立随机样本，样本含量分别为 $n_1$ 和 $n_2$，在进行成组设计资料的 $t$ 检验时，自由度应该是（　　）

A. $n_1+n_2$　　B. $n_1+n_2-1$　　C. $n_1+n_2-2$　　D. $n_1+n_2+1$

（二）综合分析题

1. 通过以往大量资料得知某地 20 岁男子平均身高为 1.68m，今随机抽取该地 16 名 20 岁男子，其身高（m）分别为 1.76，1.65，1.90，1.78，1.60，1.75，1.66，1.74，1.80，1.85，1.62，1.60，1.78，1.70，1.68，1.65。问当地现在 20 岁男子是否比以往高？

2. 将 18 名某病患者随机分成两组，分别用药物 A 或药物 B 治疗，观察治疗前后血红蛋白的变化，测得血红蛋白的差值（g/L）资料见下表，欲比较两药疗效有无差别。回答：

18 名某病患者治疗前后血红蛋白差值（g/L）

| A 药 | 11 | 18 | 15 | 31 | 11 | 0 | 24 | 6 | 24 |
|---|---|---|---|---|---|---|---|---|---|
| B 药 | 25 | 37 | 3 | 4 | 11 | 36 | 10 | 13 | 31 |

（1）试述本研究的资料类型和设计类型。

（2）A、B 两药的疗效有无差别？

# 实训 4　分类资料的假设检验

## 一　案例解析

### （一）两样本率的比较

概述：两样本率资料整理后就是四格表。

【案例设计】 某年某市疾病预防控制中心调查了 50 岁以上人群，吸烟者 205 人，其中患慢性支气管炎者 43 人；不吸烟者 134 人，其中患慢性支气管炎者 13 人。试比较吸烟者与不吸烟者慢性支气管炎患病差异。

讨论：这是一组典型的分类资料，实际是要比较吸烟者和不吸烟者两组人群慢性支气管炎患病率的差异，需要进行假设检验。

【实训目的】

1. 熟悉　假设检验的概念及原理、基本步骤、注意事项。

2. 掌握　四格表资料假设检验的方法与步骤。

【实训准备】

用物准备：计算器或安装 SPSS 统计软件的电脑。

【操作流程】

方法一：进行率的 $u$ 检验。

先资料整理，如表实训 4-1 所示。

表实训 4-1　某年某市 50 岁以上吸烟与不吸烟人群慢性支气管炎患病情况

| 分组 | 患病人数 | 不患病人数 | 合计 | 患病率（%） |
|---|---|---|---|---|
| 吸烟者 | 43 | 162 | 205 | 20.98 |
| 不吸烟者 | 13 | 121 | 134 | 9.70 |
| 合计 | 56 | 283 | 339 | 16.52 |

经计算：$u$=2.734。

方法二：进行四格表资料 $\chi^2$ 检验，利用 SPSS 软件完成。

操作步骤：参见教材第九章第 2 节相关内容。

结果输出如表实训 4-2 所示。

表实训 4-2　$\chi^2$ 检验结果输出

| | 值 | df | 渐进 Sig.（双侧） | 精确 Sig.（双侧） | 精确 Sig.（单侧） |
|---|---|---|---|---|---|
| Pearson 卡方 | 7.469[a] | 1 | .006 | | |
| 连续校正 [b] | 6.674 | 1 | .010 | | |
| 似然比 | 7.925 | 1 | .005 | | |
| Fisher 的精确检验 | | | | .007 | .004 |
| 线性和线性组合 | 7.447 | 1 | .006 | | |
| 有效案例中的 N | 339 | | | | |

a. 0 单元格（.0%）的期望计数少于 5。最小期望计数为 22.14。

b. 仅对 2×2 表计算。

【实训评价】

SPSS 输出的 Pearson $\chi^2$ 值为 7.469，发现 $u=\sqrt{\chi^2}$，按 $\alpha$=0.05 水准，拒绝 $H_0$，差异有统计学意义，说明吸烟组人群慢性支气管炎患病率高于不吸烟组。

## （二）配对设计分类资料的比较

概述：分类变量资料的配对设计特点是样本中每个个体分别接受两种方法处理，观察处理方法的两分类变量的计数结果。

**【案例设计】** 为了考察两种试剂（A 和 B 试剂）对一项临床指标的检验效果，进行了一次随机配对实验，一共有 60 份血清，每一份都用 A 试剂和 B 试剂进行测试，结果 A 试剂检验阳性血清有 20 份，B 试剂检验阳性血清有 25 份，而两种试剂检验均为阳性血清有 15 份（表实训 4-3），请问两种试剂的检验效果是否有差别？

**表实训 4-3　两种试剂对一项临床指标的检验效果的比较**

| A 试剂 | B 试剂 | | 合计 |
|---|---|---|---|
| | 阳性 | 阴性 | |
| 阳性 | 15（$a$） | 5（$b$） | 20 |
| 阴性 | 10（$c$） | 30（$d$） | 40 |
| 合计 | 25 | 35 | 60（$n$） |

讨论：该资料是分类变量资料，设计类型为配对设计，研究目的是比较两种处理方法的阳性率有无差别。应该采用配对设计资料的 $\chi^2$ 检验，调用 SPSS 的 Crosstabs 过程实现。

**【实训目的】**

1. 熟悉　假设检验的概念及原理、基本步骤、注意事项。
2. 掌握　配对资料假设检验的方法与步骤。

**【实训准备】**

用物准备：计算器或安装 SPSS 统计软件的电脑。

**【操作流程】** 见表实训 4-4。

**表实训 4-4　配对设计 $\chi^2$ 检验操作流程**

| 操作流程 | 操作要点 |
|---|---|
| 数据准备<br>↓ | 定义变量，建立数据文件：A 试剂、B 试剂、阳性、阴性、频数变量“freq”，如图实训 4-1 所示 |

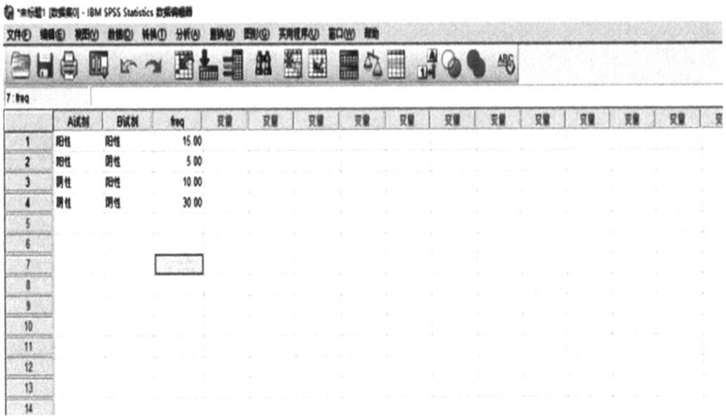


图实训 4-1　SPSS 的 Data View（数据视图）窗口

续表

| 操作流程 | 操作要点 |
| --- | --- |
| 统计分析<br>↓ | 选择菜单“Data（数据）”→“Weight Cases（加权个案）”，激活“freq”频数变量<br>选择菜单“Analyze（分析）”→“Descriptive Statistics（描述分析）”→“Crosstabs（交叉表）”，弹出“Crosstabs（交叉表）”主对话框，将左边的“A试剂”为行变量调入右边的“Row（s）（行）”矩形框，“B试剂”为列变量调入右边的“Column（s）（列）”矩形框<br>选择“Crosstabs（交叉表）”主对话框中的“Statistics（统计量）”按钮，激活“McNemar”，点击“Continue（继续）”，回到“Crosstabs（交叉表）”主对话框，如图实训4-2所示。单击“OK（确定）”，输出结果 |

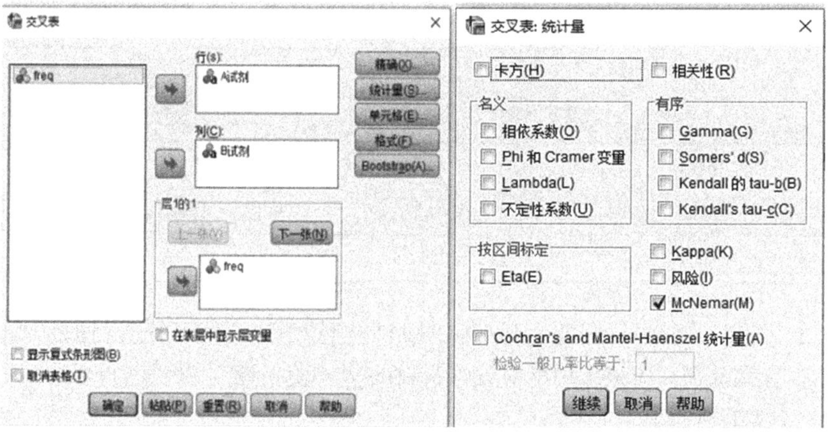


图实训4-2 “Crosstabs”主对话框

| 操作流程 | 操作要点 |
| --- | --- |
| 结果 | 上例的SPSS程序运行结果如下 |

A试剂*B试剂交叉制表

| | | B试剂 阳性 | B试剂 阴性 | 合计 |
| --- | --- | --- | --- | --- |
| A试 | 阳性 | 15 | 5 | 20 |
| | 阴性 | 10 | 30 | 40 |
| 合计 | | 25 | 35 | 60 |

$\chi^2$检验

| | 值 | 精确 Sig.（双侧） |
| --- | --- | --- |
| McNemar 检验 | | .302[a] |
| 有效案例中的 N | 60 | |

a. 使用的二项式分布。

**【实训评价】**

（1）上述第一个表为两种试剂的交叉数据分析表。

（2）上述第二个表为配对$\chi^2$检验的统计分析结果，采用的是二项分布计算精确概率。本例中$n$=60，$P$=0.302。$P>0.05$，故按$\alpha$=0.05水准，不拒绝$H_0$，尚不能认为两种试剂的检验效果不同。

### （三）行×列表资料$\chi^2$检验

**【案例设计】** 某医院用三种方案的药物治疗慢性支气管炎，结果见表实训4-5，试比较三种方案的药物治疗慢性支气管炎的疗效是否相同。

表实训 4-5 3 种方案的药物治疗慢性支气管炎的效果比较

| 组别 | 有效 | 无效 | 合计 | 有效率（%） |
|---|---|---|---|---|
| 西药组 | 28 | 9 | 37 | 75.7 |
| 中药组 | 18 | 20 | 38 | 47.4 |
| 中西药结合组 | 10 | 24 | 34 | 29.4 |
| 合计 | 56 | 53 | 109 | 51.4 |

讨论：该资料是分类变量资料，研究目的是比较三种方案治疗慢性支气管炎的效果有无差别，设计类型是 3×2 表资料。应该采用行×列表资料 $\chi^2$ 检验，调用 SPSS 的 Crosstabs 过程实现。

【实训目的】

1. 熟悉 行×列表资料的概念及原理。
2. 掌握 行×列表资料假设检验的方法与步骤、注意事项。

【实训准备】

用物准备：计算器或安装 SPSS 统计软件的电脑。

【操作流程】 见表实训 4-6

表实训 4-6 完全随机设计均数的比较操作流程

| 操作流程 | 操作要点 |
|---|---|
| 输入数据<br>↓ | 定义变量，建立数据文件，方法同上。2 个分类变量：组别，变量标识为 1=西药组、2=中药组、3=中西药结合组；疗效，变量标识为 1=有效、2=无效。1 个频数变量“freq” |
| 统计分析<br>↓ | 选择菜单“Data”→“Weight Cases”，激活“freq”频数变量<br>选择菜单“Analyze”→“Descriptive Statistics”→“Crosstabs”，弹出“Crosstabs”主对话框，将左边的“组别”为行变量调入右边的“Row（s）”矩形框，“疗效”为列变量调入右边的“Column（s）”矩形框<br>选择“Crosstabs”主对话框中的“Statistics”按钮，激活“Chi-square”，点击“Continue”，回到“Crosstabs”主对话框；选择“Cells”按钮，激活“Expected”，点击“Continue”，回到“Crosstabs”主对话框。单击“确定”，输出结果 |
| 结果 | 上例的 SPSS 程序运行结果如下所示 |

组别*疗效交叉制表

| 组别 | | 疗效 | | 合计 |
|---|---|---|---|---|
| | | 1 | 2 | |
| 1 | count | 28 | 9 | 37 |
| | Excpected ount | 19.0 | 18.0 | 37.0 |
| 2 | count | 18 | 20 | 38 |
| | Excpected count | 19.5 | 18.5 | 38.0 |
| 3 | coun | 10 | 24 | 34 |
| | Excpecte count | 17.5 | 16.5 | 34.0 |
| 合计 | count | 56 | 53 | 109 |
| | Excpected count | 56.0 | 53.0 | 109.0 |

$\chi^2$ 检验

| | 值 | df | 渐进 Sig.（双侧） |
|---|---|---|---|
| Pearson Chi-square | 15.556[a] | 2 | .000 |
| Likelihood Ra io | 16.201 | 2 | .000 |
| N of Valid Cases | 109 | | |

a. 0 单元格（.0%）的期望计数少于 5。最小期望计数为 16.53。

【实训评价】

（1）上述第一个表为三种方案的交叉数据分析表，表中输出了实际频数和理论频数。

（2）上述第二个表为行×列表资料 $\chi^2$ 检验的统计分析结果。本例中 $n$=109，$\chi^2$=15.556，$v$=2，$P$=0。因此按 $\alpha$=0.05 水准，拒绝 $H_0$，差异有统计学意义，认为三种方案的药物治疗慢性支气管炎的疗效不同或不全相同。

## 二 实训作业

1. 研究不同性别的大学生 HBV 感染对其心理行为的影响，结果见表实训 4-7，问不同性别的大学生心理行为方面的影响是否相同。

表实训 4-7　不同性别的大学生 HBV 感染后对其心理行为方面的影响

| 性别 | 有影响人数 | 无影响人数 |
|---|---|---|
| 男 | 250 | 320 |
| 女 | 246 | 213 |

2. 前列腺癌患者 121 名，82 名接受电切术治疗，术后有并发症者 11 人；39 名接受开放式手术治疗，术后有并发症者 1 人。试分析两种手术的并发症发生率有无差异。

3. 100 例确诊为糖尿病的病例，用 A 试纸检测结果尿葡萄糖阳性 90 例，同时用 B 试纸检测阳性 74 例，其中 A、B 试纸均阳性者 70 例，请填写表实训 4-8，问 A、B 试纸检测的阳性率是否相同。

表实训 4-8　A、B 两种试纸检测尿葡萄糖结果

| A 试纸 | B 试纸 | | 合计 |
|---|---|---|---|
| | + | – | |
| + | | | |
| – | | | |
| 合计 | | | |

4. 某两个地区献血人员的血型记录见表实训 4-9，问两地的血型分布有无差别。

表实训 4-9　两地献血人员的血型分布

| 地区 | 血型 | | | | 合计 |
|---|---|---|---|---|---|
| | A | B | O | AB | |
| 甲地 | 33 | 6 | 56 | 5 | 100 |
| 乙地 | 54 | 14 | 52 | 5 | 125 |
| 合计 | 87 | 20 | 108 | 10 | 225 |

# 参考文献


陈雄新. 2015. 医学统计学. 北京：北京出版社
方积乾. 2011. 卫生统计学. 北京：人民卫生出版社
黎逢保. 2015. 预防医学. 西安：世界图书出版公司
马燕. 2000. 卫生统计学. 北京：人民卫生出版社
孙振球. 2010. 医学统计学. 第 3 版. 北京：科学出版社
王福彦. 2017. 简明医学统计学. 北京：科学出版社
王乐山. 2007. SPSS 在医学科研中的应用. 北京：化学工业出版社
吴建勇. 2012. 医学统计与统计软件. 西安：西安交通大学出版社

# 附　录

## 附表 1　标准正态分布曲线下的面积

[本表为自$-\infty$到$-\mu$的面积$\Phi(-\mu)$，$\Phi(\mu)=1-\Phi(-\mu)$]

| $\mu$ | .00 | .01 | .02 | .03 | .04 | .05 | .06 | .07 | .08 | .09 |
|---|---|---|---|---|---|---|---|---|---|---|
| −3.0 | .0013 | .0013 | .0013 | .0012 | .0012 | .0011 | .0011 | .0011 | .0010 | .0010 |
| −2.9 | .0019 | .0018 | .0018 | .0017 | .0016 | .0016 | .0015 | .0015 | .0014 | .0014 |
| −2.8 | .0026 | .0025 | .0024 | .0023 | .0023 | .0022 | .0021 | .0021 | .0020 | .0019 |
| −2.7 | .0035 | .0034 | .0033 | .0032 | .0031 | .0030 | .0029 | .0028 | .0027 | .0026 |
| −2.6 | .0047 | .0045 | .0044 | .0043 | .0041 | .0040 | .0039 | .0038 | .0037 | .0036 |
| −2.5 | .0062 | .0060 | .0059 | .0057 | .0055 | .0054 | .0052 | .0051 | .0049 | .0048 |
| −2.4 | .0082 | .0080 | .0078 | .0075 | .0073 | .0071 | .0069 | .0068 | .0066 | .0064 |
| −2.3 | .0107 | .0104 | .0102 | .0099 | .0096 | .0094 | .0091 | .0089 | .0087 | .0084 |
| −2.2 | .0139 | .0136 | .0132 | .0129 | .0125 | .0122 | .0119 | .0116 | .0113 | .0110 |
| −2.1 | .0179 | .0174 | .0170 | .0166 | .0162 | .0158 | .0154 | .0150 | .0146 | .0143 |
| −2.0 | .0228 | .0222 | .0217 | .0212 | .0207 | .0202 | .0197 | .0192 | .0188 | .0183 |
| −1.9 | .0287 | .0281 | .0274 | .0268 | .0262 | .0256 | .0250 | .0244 | .0239 | .0233 |
| −1.8 | .0359 | .0351 | .0344 | .0336 | .0329 | .0322 | .0314 | .0307 | .0301 | .0294 |
| −1.7 | .0446 | .0436 | .0427 | .0418 | .0409 | .0401 | .0392 | .0384 | .0375 | .0367 |
| −1.6 | .0548 | .0537 | .0526 | .0516 | .0505 | .0495 | .0485 | .0475 | .0465 | .0455 |
| −1.5 | .0668 | .0655 | .0643 | .0630 | .0618 | .0606 | .0594 | .0582 | .0571 | .0559 |
| −1.4 | .0808 | .0793 | .0778 | .0764 | .0749 | .0735 | .0721 | .0708 | .0694 | .0681 |
| −1.3 | .0968 | .0951 | .0934 | .0918 | .0901 | .0885 | .0869 | .0853 | .0838 | .0823 |
| −1.2 | .1151 | .1131 | .1112 | .1093 | .1075 | .1056 | .1038 | .1020 | .1003 | .0985 |
| −1.1 | .1357 | .1335 | .1314 | .1292 | .1271 | .1251 | .1230 | .1210 | .1190 | .1170 |
| −1.0 | .1587 | .1562 | .1539 | .1515 | .1492 | .1469 | .1446 | .1423 | .1401 | .1379 |
| −0.9 | .1841 | .1814 | .1788 | .1762 | .1736 | .1711 | .1685 | .1660 | 1635 | .1611 |
| −0.8 | .2119 | .2090 | .2061 | .2033 | .2005 | .1977 | .1949 | .1922 | .1894 | .1867 |
| −0.7 | .2420 | .2389 | .2358 | .2327 | .2296 | .2266 | .2236 | .2206 | .2177 | .2148 |
| −0.6 | .2743 | .2709 | .2676 | .2643 | .2611 | .2578 | .2546 | .2514 | .2483 | .2451 |
| −0.5 | .3085 | .3050 | .3015 | .2981 | .2946 | .2912 | .2877 | .2843 | .2810 | .2776 |
| −0.4 | .3446 | .3409 | .3372 | .3336 | .3300 | .3264 | .3228 | .3192 | .3156 | .3121 |

续表

| μ | .00 | .01 | .02 | .03 | .04 | .05 | .06 | .07 | .08 | .09 |
|---|---|---|---|---|---|---|---|---|---|---|
| −0.3 | .3821 | .3783 | .3745 | .3707 | .3669 | .3632 | .3594 | .3557 | .3520 | .3483 |
| −0.2 | .4207 | .4186 | .4129 | .4090 | .4052 | .4013 | .3974 | .3936 | .3897 | .3859 |
| −0.1 | .4602 | .4562 | .4522 | .4483 | .4443 | .4404 | .4364 | .4325 | .4286 | .4247 |
| −0.0 | .5000 | .4960 | .4920 | .4880 | .4840 | .4801 | .4761 | .4721 | .4681 | .4641 |

# 附表 2　*t* 界值表

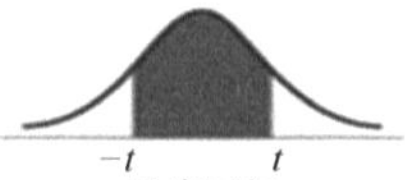

置信区间

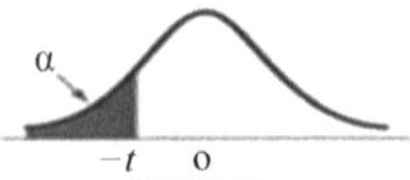

左侧检验

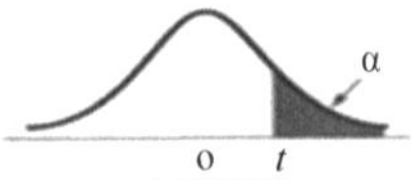

右侧检验

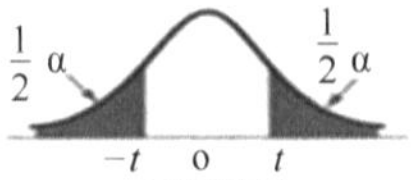

双侧检验

| 自由度 υ | 概率 P | | | | | | |
|---|---|---|---|---|---|---|---|
| | 单侧：0.1 | 0.05 | 0.025 | 0.01 | 0.005 | 0.001 | 0.0005 |
| | 双侧：0.2 | 0.1 | 0.05 | 0.02 | 0.01 | 0.002 | 0.001 |
| 1 | 3.078 | 6.314 | 12.706 | 31.821 | 63.657 | 318.309 | 636.619 |
| 2 | 1.886 | 2.920 | 4.303 | 6.965 | 9.925 | 22.327 | 31.599 |
| 3 | 1.638 | 2.353 | 3.182 | 4.541 | 5.841 | 10.215 | 12.924 |
| 4 | 1.533 | 2.132 | 2.776 | 3.747 | 4.604 | 7.173 | 8.610 |
| 5 | 1.476 | 2.015 | 2.571 | 3.365 | 4.032 | 5.893 | 6.869 |
| 6 | 1.440 | 1.943 | 2.447 | 3.143 | 3.707 | 5.208 | 5.959 |
| 7 | 1.415 | 1.895 | 2.365 | 2.998 | 3.499 | 4.785 | 5.408 |
| 8 | 1.397 | 1.860 | 2.306 | 2.896 | 3.355 | 4.501 | 5.041 |
| 9 | 1.383 | 1.833 | 2.262 | 2.821 | 3.250 | 4.297 | 4.781 |
| 10 | 1.372 | 1.812 | 2.228 | 2.764 | 3.169 | 4.144 | 4.587 |
| 11 | 1.363 | 1.796 | 2.201 | 2.718 | 3.106 | 4.025 | 4.437 |
| 12 | 1.356 | 1.782 | 2.179 | 2.681 | 3.055 | 3.930 | 4.318 |
| 13 | 1.350 | 1.771 | 2.160 | 2.650 | 3.012 | 3.852 | 4.221 |
| 14 | 1.345 | 1.761 | 2.145 | 2.624 | 2.977 | 3.787 | 4.140 |
| 15 | 1.341 | 1.753 | 2.131 | 2.602 | 2.947 | 3.733 | 4.073 |
| 16 | 1.337 | 1.746 | 2.120 | 2.583 | 2.921 | 3.686 | 4.015 |
| 17 | 1.333 | 1.740 | 2.110 | 2.567 | 2.898 | 3.646 | 3.965 |
| 18 | 1.330 | 1.734 | 2.101 | 2.552 | 2.878 | 3.610 | 3.922 |
| 19 | 1.328 | 1.729 | 2.093 | 2.539 | 2.861 | 3.579 | 3.883 |
| 20 | 1.325 | 1.725 | 2.086 | 2.528 | 2.845 | 3.552 | 3.850 |
| 21 | 1.323 | 1.721 | 2.080 | 2.518 | 2.831 | 3.527 | 3.819 |
| 22 | 1.321 | 1.717 | 2.074 | 2.508 | 2.819 | 3.505 | 3.792 |
| 23 | 1.319 | 1.714 | 2.069 | 2.500 | 2.807 | 3.485 | 3.768 |
| 24 | 1.318 | 1.711 | 2.064 | 2.492 | 2.797 | 3.467 | 3.745 |
| 25 | 1.316 | 1.708 | 2.060 | 2.485 | 2.787 | 3.450 | 3.725 |
| 26 | 1.315 | 1.706 | 2.056 | 2.479 | 2.779 | 3.435 | 3.707 |
| 27 | 1.314 | 1.703 | 2.052 | 2.473 | 2.771 | 3.421 | 3.690 |
| 28 | 1.313 | 1.701 | 2.048 | 2.467 | 2.763 | 3.408 | 3.674 |
| 29 | 1.311 | 1.699 | 2.045 | 2.462 | 2.756 | 3.396 | 3.659 |
| 30 | 1.310 | 1.697 | 2.042 | 2.457 | 2.750 | 3.385 | 3.646 |

续表

| 自由度 $\upsilon$ | 概率 $P$ | | | | | | |
|---|---|---|---|---|---|---|---|
| | 单侧：0.1 | 0.05 | 0.025 | 0.01 | 0.005 | 0.001 | 0.0005 |
| | 双侧：0.2 | 0.1 | 0.05 | 0.02 | 0.01 | 0.002 | 0.001 |
| 31 | 1.309 | 1.696 | 2.040 | 2.453 | 2.744 | 3.375 | 3.633 |
| 32 | 1.309 | 1.694 | 2.037 | 2.449 | 2.738 | 3.365 | 3.622 |
| 33 | 1.308 | 1.692 | 2.035 | 2.445 | 2.733 | 3.356 | 3.611 |
| 34 | 1.307 | 1.691 | 2.032 | 2.441 | 2.728 | 3.348 | 3.601 |
| 35 | 1.306 | 1.690 | 2.030 | 2.438 | 2.724 | 3.340 | 3.591 |
| 36 | 1.306 | 1.688 | 2.028 | 2.434 | 2.719 | 3.333 | 3.582 |
| 37 | 1.305 | 1.687 | 2.026 | 2.431 | 2.715 | 3.326 | 3.574 |
| 38 | 1.304 | 1.686 | 2.024 | 2.429 | 2.712 | 3.319 | 3.566 |
| 39 | 1.304 | 1.685 | 2.023 | 2.426 | 2.708 | 3.313 | 3.558 |
| 40 | 1.303 | 1.684 | 2.021 | 2.423 | 2.704 | 3.307 | 3.551 |
| 41 | 1.303 | 1.683 | 2.020 | 2.421 | 2.701 | 3.301 | 3.544 |
| 42 | 1.302 | 1.682 | 2.018 | 2.418 | 2.698 | 3.296 | 3.538 |
| 43 | 1.302 | 1.681 | 2.017 | 2.416 | 2.695 | 3.291 | 3.532 |
| 44 | 1.301 | 1.680 | 2.015 | 2.414 | 2.692 | 3.286 | 3.526 |
| 45 | 1.301 | 1.679 | 2.014 | 2.412 | 2.690 | 3.281 | 3.520 |
| 46 | 1.300 | 1.679 | 2.013 | 2.410 | 2.687 | 3.277 | 3.515 |
| 47 | 1.300 | 1.678 | 2.012 | 2.408 | 2.685 | 3.273 | 3.510 |
| 48 | 1.299 | 1.677 | 2.011 | 2.407 | 2.682 | 3.269 | 3.505 |
| 49 | 1.299 | 1.677 | 2.010 | 2.405 | 2.680 | 3.265 | 3.500 |
| 50 | 1.299 | 1.676 | 2.009 | 2.403 | 2.678 | 3.261 | 3.496 |
| 51 | 1.298 | 1.675 | 2.008 | 2.402 | 2.676 | 3.258 | 3.492 |
| 52 | 1.298 | 1.675 | 2.007 | 2.400 | 2.674 | 3.255 | 3.488 |
| 53 | 1.298 | 1.674 | 2.006 | 2.399 | 2.672 | 3.251 | 3.484 |
| 54 | 1.297 | 1.674 | 2.005 | 2.397 | 2.670 | 3.248 | 3.480 |
| 55 | 1.297 | 1.673 | 2.004 | 2.396 | 2.668 | 3.245 | 3.476 |
| 56 | 1.297 | 1.673 | 2.003 | 2.395 | 2.667 | 3.242 | 3.473 |
| 57 | 1.297 | 1.672 | 2.002 | 2.394 | 2.665 | 3.239 | 3.470 |
| 58 | 1.296 | 1.672 | 2.002 | 2.392 | 2.663 | 3.237 | 3.466 |
| 59 | 1.296 | 1.671 | 2.001 | 2.391 | 2.662 | 3.234 | 3.463 |
| 60 | 1.296 | 1.671 | 2.000 | 2.390 | 2.660 | 3.232 | 3.460 |
| 61 | 1.296 | 1.670 | 2.000 | 2.389 | 2.659 | 3.229 | 3.457 |
| 62 | 1.295 | 1.670 | 1.999 | 2.388 | 2.657 | 3.227 | 3.454 |
| 63 | 1.295 | 1.669 | 1.998 | 2.387 | 2.656 | 3.225 | 3.452 |
| 64 | 1.295 | 1.669 | 1.998 | 2.386 | 2.655 | 3.223 | 3.449 |
| 65 | 1.295 | 1.669 | 1.997 | 2.385 | 2.654 | 3.220 | 3.447 |
| 66 | 1.295 | 1.668 | 1.997 | 2.384 | 2.652 | 3.218 | 3.444 |
| 67 | 1.294 | 1.668 | 1.996 | 2.383 | 2.651 | 3.216 | 3.442 |

续表

| 自由度 $v$ | 概率 $P$ | | | | | | |
|---|---|---|---|---|---|---|---|
| | 单侧：0.1 | 0.05 | 0.025 | 0.01 | 0.005 | 0.001 | 0.0005 |
| | 双侧：0.2 | 0.1 | 0.05 | 0.02 | 0.01 | 0.002 | 0.001 |
| 68 | 1.294 | 1.668 | 1.995 | 2.382 | 2.650 | 3.214 | 3.439 |
| 69 | 1.294 | 1.667 | 1.995 | 2.382 | 2.649 | 3.213 | 3.437 |
| 70 | 1.294 | 1.667 | 1.994 | 2.381 | 2.648 | 3.211 | 3.435 |
| 71 | 1.294 | 1.667 | 1.994 | 2.380 | 2.647 | 3.209 | 3.433 |
| 72 | 1.293 | 1.666 | 1.993 | 2.379 | 2.646 | 3.207 | 3.431 |
| 73 | 1.293 | 1.666 | 1.993 | 2.379 | 2.645 | 3.206 | 3.429 |
| 74 | 1.293 | 1.666 | 1.993 | 2.378 | 2.644 | 3.204 | 3.427 |
| 75 | 1.293 | 1.665 | 1.992 | 2.377 | 2.643 | 3.202 | 3.425 |
| 76 | 1.293 | 1.665 | 1.992 | 2.376 | 2.642 | 3.201 | 3.423 |
| 77 | 1.293 | 1.665 | 1.991 | 2.376 | 2.641 | 3.199 | 3.421 |
| 78 | 1.292 | 1.665 | 1.991 | 2.375 | 2.640 | 3.198 | 3.420 |
| 79 | 1.292 | 1.664 | 1.990 | 2.374 | 2.640 | 3.197 | 3.418 |
| 80 | 1.292 | 1.664 | 1.990 | 2.374 | 2.639 | 3.195 | 3.416 |
| 81 | 1.292 | 1.664 | 1.990 | 2.373 | 2.638 | 3.194 | 3.415 |
| 82 | 1.292 | 1.664 | 1.989 | 2.373 | 2.637 | 3.193 | 3.413 |
| 83 | 1.292 | 1.663 | 1.989 | 2.372 | 2.636 | 3.191 | 3.412 |
| 84 | 1.292 | 1.663 | 1.989 | 2.372 | 2.636 | 3.190 | 3.410 |
| 85 | 1.292 | 1.663 | 1.988 | 2.371 | 2.635 | 3.189 | 3.409 |
| 86 | 1.291 | 1.663 | 1.988 | 2.370 | 2.634 | 3.188 | 3.407 |
| 87 | 1.291 | 1.663 | 1.988 | 2.370 | 2.634 | 3.187 | 3.406 |
| 88 | 1.291 | 1.662 | 1.987 | 2.369 | 2.633 | 3.185 | 3.405 |
| 89 | 1.291 | 1.662 | 1.987 | 2.369 | 2.632 | 3.184 | 3.403 |
| 90 | 1.291 | 1.662 | 1.987 | 2.368 | 2.632 | 3.183 | 3.402 |
| 91 | 1.291 | 1.662 | 1.986 | 2.368 | 2.631 | 3.182 | 3.401 |
| 92 | 1.291 | 1.662 | 1.986 | 2.368 | 2.630 | 3.181 | 3.399 |
| 93 | 1.291 | 1.661 | 1.986 | 2.367 | 2.630 | 3.180 | 3.398 |
| 94 | 1.291 | 1.661 | 1.986 | 2.367 | 2.629 | 3.179 | 3.397 |
| 95 | 1.291 | 1.661 | 1.985 | 2.366 | 2.629 | 3.178 | 3.396 |
| 96 | 1.290 | 1.661 | 1.985 | 2.366 | 2.628 | 3.177 | 3.395 |
| 97 | 1.290 | 1.661 | 1.985 | 2.365 | 2.627 | 3.176 | 3.394 |
| 98 | 1.290 | 1.661 | 1.984 | 2.365 | 2.627 | 3.175 | 3.393 |
| 99 | 1.290 | 1.660 | 1.984 | 2.365 | 2.626 | 3.175 | 3.392 |
| 100 | 1.290 | 1.660 | 1.984 | 2.364 | 2.626 | 3.174 | 3.390 |
| 120 | 1.289 | 1.658 | 1.980 | 2.358 | 2.617 | 3.160 | 3.373 |
| ∞ | 1.282 | 1.645 | 1.960 | 2.326 | 2.576 | 3.090 | 3.291 |

# 附表 3　百分率的可信区间

上行：95%可信区间　下行：99%可信区间

| n | x=0 | 1 | 2 | 3 | 4 | 5 | 6 | 7 | 8 | 9 | 10 | 11 | 12 | 13 |
|---|---|---|---|---|---|---|---|---|---|---|---|---|---|---|
| 1 | 0～98 | | | | | | | | | | | | | |
| | 0～100 | | | | | | | | | | | | | |
| 2 | 0～84 | 1～99 | | | | | | | | | | | | |
| | 0～93 | 0～100 | | | | | | | | | | | | |
| 3 | 0～71 | 1～91 | 9～99 | | | | | | | | | | | |
| | 0～83 | 0～96 | 4～100 | | | | | | | | | | | |
| 4 | 0～60 | 1～81 | 7～93 | | | | | | | | | | | |
| | 0～73 | 0～89 | 3～97 | | | | | | | | | | | |
| 5 | 0～52 | 1～72 | 5～85 | 15～95 | | | | | | | | | | |
| | 0～65 | 0～81 | 2～92 | 8～98 | | | | | | | | | | |
| 6 | 0～46 | 0～64 | 4～78 | 12～88 | | | | | | | | | | |
| | 0～59 | 0～75 | 2～86 | 7～93 | | | | | | | | | | |
| 7 | 0～41 | 0～58 | 4～71 | 10～82 | 18～90 | | | | | | | | | |
| | 0～53 | 0～68 | 2～80 | 6～88 | 12～94 | | | | | | | | | |
| 8 | 0～37 | 0～53 | 3～65 | 9～76 | 16～84 | | | | | | | | | |
| | 0～48 | 0～63 | 1～74 | 5～83 | 10～90 | | | | | | | | | |
| 9 | 0～34 | 0～48 | 3～60 | 7～70 | 14～79 | 21～86 | | | | | | | | |
| | 0～45 | 0～59 | 1～69 | 4～78 | 9～85 | 15～91 | | | | | | | | |
| 10 | 0～31 | 0～45 | 3～56 | 7～65 | 12～74 | 19～81 | | | | | | | | |
| | 0～41 | 0～54 | 1～65 | 4～74 | 8～81 | 13～87 | | | | | | | | |
| 11 | 0～28 | 0～41 | 2～52 | 6～61 | 11～69 | 17～77 | 23～83 | | | | | | | |
| | 0～38 | 0～51 | 1～61 | 3～69 | 7～77 | 11～83 | 17～89 | | | | | | | |
| 12 | 0～26 | 0～38 | 2～48 | 5～57 | 10～65 | 15～72 | 21～79 | | | | | | | |
| | 0～36 | 0～48 | 1～57 | 3～66 | 6～73 | 10～79 | 15～85 | | | | | | | |
| 13 | 0～25 | 0～36 | 2～45 | 5～54 | 9～61 | 14～68 | 19～75 | 25～81 | | | | | | |

续表

| n | x | | | | | | | | | | | | | |
|---|---|---|---|---|---|---|---|---|---|---|---|---|---|---|
| | 0 | 1 | 2 | 3 | 4 | 5 | 6 | 7 | 8 | 9 | 10 | 11 | 12 | 13 |
| | 0～34 | 0～45 | 1～54 | 3～62 | 6～69 | 9～76 | 14～81 | 19～86 | | | | | | |
| 14 | 0～23 | 0～34 | 2～43 | 5～51 | 8～58 | 13～65 | 18～71 | 23～77 | | | | | | |
| | 0～32 | 0～42 | 1～51 | 3～59 | 5～66 | 9～72 | 13～78 | 17～83 | | | | | | |
| 15 | 0～22 | 0～32 | 2～41 | 4～48 | 8～55 | 12～62 | 16～68 | 21～73 | 27～79 | | | | | |
| | 0～30 | 0～40 | 1～49 | 2～56 | 5～63 | 8～69 | 12～74 | 16～79 | 21～84 | | | | | |
| 16 | 0～21 | 0～30 | 2～38 | 4～46 | 4～52 | 11～59 | 15～65 | 20～70 | 25～75 | | | | | |
| | 0～28 | 0～38 | 1～46 | 2～53 | 5～60 | 8～66 | 11～71 | 15～76 | 19～81 | | | | | |
| 17 | 0～20 | 0～29 | 2～36 | 4～43 | 7～50 | 10～56 | 14～62 | 18～67 | 23～72 | 28～77 | | | | |
| | 0～27 | 0～36 | 1～44 | 2～51 | 4～57 | 7～63 | 10～69 | 14～74 | 18～78 | 22～82 | | | | |
| 18 | 0～19 | 0～27 | 1～35 | 4～41 | 6～48 | 10～54 | 13～59 | 17～64 | 22～69 | 26～74 | | | | |
| | 0～26 | 0～35 | 1～42 | 2～49 | 4～55 | 7～61 | 10～66 | 13～71 | 17～75 | 21～79 | | | | |
| 19 | 0～18 | 0～26 | 1～33 | 3～40 | 6～46 | 9～51 | 13～57 | 16～62 | 20～67 | 24～71 | 29～76 | | | |
| | 0～24 | 0～33 | 1～40 | 2～47 | 4～53 | 6～58 | 9～63 | 12～68 | 16～73 | 19～77 | 23～81 | | | |
| 20 | 0～17 | 0～25 | 1～32 | 3～38 | 6～44 | 9～49 | 12～54 | 15～59 | 19～64 | 23～69 | 27～73 | | | |
| | 0～23 | 0～32 | 1～39 | 2～45 | 4～51 | 6～56 | 9～61 | 11～66 | 15～70 | 18～74 | 22～78 | | | |
| 21 | 0～16 | 0～24 | 1～30 | 3～36 | 5～42 | 8～47 | 11～52 | 15～57 | 18～62 | 22～66 | 26～70 | 30～74 | | |
| | 0～22 | 0～30 | 1～37 | 2～43 | 3～49 | 6～54 | 8～59 | 11～63 | 14～68 | 17～71 | 21～76 | 24～80 | | |
| 22 | 0～15 | 0～23 | 1～29 | 3～35 | 5～40 | 8～45 | 11～50 | 14～55 | 17～59 | 21～64 | 24～68 | 28～72 | | |
| | 0～21 | 0～29 | 1～36 | 2～42 | 3～47 | 5～52 | 8～57 | 10～61 | 13～66 | 20～73 | 16～70 | 23～77 | | |
| 23 | 0～15 | 0～22 | 1～28 | 3～34 | 5～39 | 8～44 | 10～48 | 13～53 | 16～57 | 20～62 | 23～66 | 27～69 | 31～73 | |
| | 0～21 | 0～28 | 1～35 | 2～40 | 3～45 | 5～50 | 7～55 | 10～59 | 13～63 | 15～67 | 19～71 | 22～75 | 25～78 | |
| 24 | 0～14 | 0～21 | 1～27 | 3～32 | 5～37 | 7～42 | 10～47 | 13～51 | 16～55 | 19～59 | 22～63 | 26～67 | 29～71 | |
| | 0～20 | 0～27 | 0～33 | 2～39 | 3～44 | 5～49 | 7～53 | 9～57 | 12～61 | 15～65 | 18～69 | 21～73 | 24～76 | |
| 25 | 0～14 | 0～20 | 1～26 | 3～31 | 5～36 | 7～41 | 9～45 | 12～49 | 15～54 | 18～58 | 21～61 | 24～65 | 28～69 | 31～72 |
| | 0～19 | 0～26 | 0～32 | 1～37 | 3～42 | 5～47 | 7～51 | 9～56 | 11～60 | 14～63 | 17～67 | 20～71 | 23～74 | 26～77 |

续表

| n | x | | | | | | | | | | | | | |
|---|---|---|---|---|---|---|---|---|---|---|---|---|---|---|
| | 0 | 1 | 2 | 3 | 4 | 5 | 6 | 7 | 8 | 9 | 10 | 11 | 12 | 13 |
| 26 | 0~13 | 0~20 | 1~25 | 2~30 | 4~35 | 7~39 | 9~44 | 12~48 | 14~52 | 17~56 | 20~60 | 23~63 | 27~67 | 30~70 |
| | 0~18 | 0~25 | 0~31 | 1~36 | 3~41 | 4~46 | 6~50 | 9~54 | 11~58 | 13~62 | 16~65 | 19~69 | 22~72 | 25~75 |
| 27 | 0~13 | 0~19 | 1~24 | 2~29 | 4~34 | 6~38 | 9~42 | 11~46 | 14~50 | 16~54 | 19~58 | 22~61 | 25~65 | 29~68 |
| | 0~18 | 0~25 | 0~30 | 1~35 | 3~40 | 4~44 | 6~48 | 8~ 52 | 10~57 | 13~60 | 15~63 | 18~67 | 21~70 | 24~73 |
| 28 | 0~12 | 0~18 | 1~24 | 2~28 | 4~33 | 6~37 | 8~41 | 11~45 | 13~49 | 16~52 | 19~56 | 22~59 | 25~63 | 28~66 |
| | 0~17 | 0~24 | 0~29 | 1~34 | 3~39 | 4~43 | 6~47 | 8~51 | 10~55 | 12~58 | 15~62 | 17~65 | 20~68 | 23~71 |
| 29 | 0~12 | 0~18 | 1~23 | 2~27 | 4~32 | 6~36 | 8~40 | 10~44 | 13~47 | 15~51 | 18~54 | 21~58 | 24~61 | 26~64 |
| | 0~17 | 0~23 | 0~28 | 1~33 | 2~37 | 4~42 | 6~46 | 8~49 | 10~53 | 12~57 | 14~60 | 17~63 | 19~66 | 22~70 |
| 30 | 0~12 | 0~17 | 1~22 | 2~27 | 4~31 | 6~35 | 8~39 | 10~42 | 12~46 | 15~49 | 17~53 | 20~56 | 23~59 | 26~63 |
| | 0~16 | 0~22 | 0~27 | 1~32 | 2~36 | 4~40 | 5~44 | 7~48 | 9~52 | 11~55 | 14 ~58 | 16~62 | 19~65 | 21~68 |
| 31 | 0~11 | 0~17 | 1~22 | 2~26 | 4~30 | 6~34 | 8~38 | 10~41 | 12~45 | 14~48 | 17~51 | 19~55 | 22~58 | 25~61 |
| | 0~16 | 0~22 | 0~27 | 1~31 | 2~35 | 4~39 | 5~43 | 7~47 | 9~50 | 11~54 | 13~57 | 16~60 | 18~63 | 20~66 |
| 32 | 0~11 | 0~16 | 1~21 | 2~25 | 4~29 | 5~33 | 7~36 | 9~40 | 12~43 | 14~47 | 16~50 | 19~53 | 21~56 | 24~59 |
| | 0~15 | 0~21 | 0~26 | 1~30 | 2~34 | 4~38 | 5~42 | 7~46 | 9~49 | 11~52 | 13~56 | 15~59 | 17~62 | 20~65 |
| 33 | 0~11 | 0~15 | 1~20 | 2~24 | 3~28 | 5~32 | 7~36 | 9~39 | 11~42 | 13~46 | 16~49 | 18~52 | 20~55 | 23~58 |
| | 0~15 | 0~20 | 0~25 | 1~30 | 2~34 | 3~37 | 5~41 | 7~44 | 8~48 | 10~51 | 12~54 | 14~57 | 17~60 | 19~63 |
| 34 | 0~10 | 0~15 | 0~19 | 2~23 | 3~28 | 5~31 | 7~35 | 9~38 | 11~41 | 13~44 | 15~48 | 17~51 | 20~54 | 22~56 |
| | 0~14 | 0~20 | 0~25 | 1~29 | 2~33 | 3~36 | 5~40 | 6~43 | 8~47 | 10~50 | 12~53 | 14~56 | 16~59 | 18~62 |
| 35 | 0~10 | 0~15 | 1~19 | 2~23 | 3~27 | 5~30 | 7~34 | 8~37 | 10~40 | 13~43 | 15~46 | 17~49 | 19~52 | 22~55 |
| | 0~14 | 0~20 | 0~24 | 1~28 | 2~32 | 3~35 | 5~39 | 6~42 | 8~45 | 10~49 | 12~52 | 14~55 | 16~57 | 18~60 |
| 36 | 0~10 | 0~15 | 1~18 | 2~22 | 3~26 | 5~29 | 6~33 | 8~36 | 10~39 | 12~42 | 14~45 | 16~48 | 19~51 | 21~54 |
| | 0~14 | 0~19 | 0~23 | 1~27 | 2~31 | 3~35 | 5~38 | 6~41 | 8~44 | 9~47 | 11~50 | 13~53 | 15~56 | 17~59 |
| 37 | 0~10 | 0~14 | 1~18 | 2~22 | 3~25 | 5~28 | 6~32 | 8~35 | 10~38 | 12~41 | 14~44 | 16~47 | 18~50 | 20~53 |
| | 0~13 | 0~18 | 0~23 | 1~27 | 2~30 | 3~34 | 4~37 | 6~40 | 7~43 | 9~46 | 11~49 | 13~52 | 15~55 | 17~58 |
| 38 | 0~10 | 0~14 | 1 ~18 | 2~21 | 3~25 | 5~28 | 6~32 | 8~34 | 10~37 | 11~40 | 13~43 | 15~46 | 18~49 | 20~51 |
| | 0~13 | 0~18 | 0~22 | 1~26 | 2~30 | 3~33 | 4~36 | 6~39 | 7~42 | 9~45 | 11~48 | 12~51 | 14~54 | 16~56 |
| 39 | 0~9 | 0~14 | 1~17 | 2~21 | 3~24 | 4~27 | 6~31 | 8~33 | 9~36 | 11~39 | 13~42 | 15~45 | 17~48 | 19~50 |
| | 0~13 | 0~18 | 0~21 | 1~25 | 2~29 | 3~32 | 4~35 | 6~38 | 7~41 | 9~44 | 10~47 | 12~50 | 14~53 | 16~55 |

续表

| n | x | | | | | | | | | | | | | |
|---|---|---|---|---|---|---|---|---|---|---|---|---|---|---|
| | 0 | 1 | 2 | 3 | 4 | 5 | 6 | 7 | 8 | 9 | 10 | 11 | 12 | 13 |
| 40 | 0~9 | 0~13 | 1~17 | 2~21 | 3~24 | 4~27 | 6~30 | 8~33 | 9~35 | 11~38 | 13~41 | 15~44 | 17~47 | 19~49 |
| | 0~12 | 0~17 | 0~21 | 1~25 | 2~28 | 3~32 | 4~35 | 5~38 | 7~40 | 9~43 | 10~46 | 12~49 | 13~52 | 15~54 |
| 41 | 0~9 | 0~13 | 1~17 | 2~20 | 3~23 | 4~26 | 6~29 | 7~32 | 9~35 | 11~37 | 12~40 | 14~43 | 16~46 | 18~48 |
| | 0~12 | 0~17 | 0~21 | 1~24 | 2~28 | 3~31 | 4~34 | 5~37 | 7~40 | 8~42 | 10~45 | 11~48 | 13~50 | 15~53 |
| 42 | 0~9 | 0~13 | 1~16 | 2~20 | 3~23 | 4~26 | 6~28 | 7~31 | 9~34 | 10~27 | 12~39 | 14~42 | 16~45 | 18~47 |
| | 0~12 | 0~17 | 0~20 | 1~24 | 2~27 | 3~30 | 4~33 | 5~36 | 7~39 | 8~42 | 9~44 | 11~47 | 13~49 | 15~52 |
| 43 | 0~9 | 0~12 | 1~16 | 2~19 | 3~23 | 4~25 | 5~28 | 7~31 | 8~33 | 10~36 | 12~39 | 14~41 | 15~44 | 17~46 |
| | 0~12 | 0~16 | 0~20 | 1~23 | 2~26 | 3~30 | 4~33 | 5~35 | 6~38 | 8~41 | 9~43 | 11~46 | 13~49 | 14~51 |
| 44 | 0~9 | 0~12 | 1~15 | 2~19 | 3~22 | 4~25 | 5~28 | 7~30 | 8~33 | 10~35 | 11~38 | 13~40 | 15~43 | 17~45 |
| | 0~11 | 0~16 | 0~19 | 1~23 | 2~26 | 3~29 | 4~32 | 5~35 | 6~37 | 8~40 | 9~42 | 11~45 | 12~47 | 14~50 |
| 45 | 0~8 | 0~12 | 1~15 | 2~18 | 3~21 | 4~24 | 5~27 | 7~30 | 8~32 | 9~34 | 11~37 | 13~39 | 15~42 | 16~44 |
| | 0~11 | 0~15 | 0~19 | 1~22 | 2~25 | 3~28 | 4~31 | 5~34 | 6~37 | 8~39 | 9~42 | 10~44 | 12~47 | 14~49 |
| 46 | 0~8 | 0~12 | 1~15 | 2~18 | 3~21 | 4~24 | 5~26 | 7~29 | 8~31 | 9~35 | 11~36 | 13~39 | 1~41 | 16~43 |
| | 0~11 | 0~15 | 0~19 | 1~22 | 2~25 | 3~28 | 4~31 | 5~33 | 6~36 | 7~39 | 9~41 | 10~43 | 12~46 | 13~48 |
| 47 | 0~8 | 0~12 | 1~15 | 2~17 | 3~20 | 4~23 | 5~26 | 6~28 | 8~31 | 9~34 | 11~36 | 12~38 | 14~40 | 16~43 |
| | 0~11 | 0~15 | 0~18 | 1~21 | 2~24 | 2~27 | 3~30 | 5~33 | 6~35 | 7~38 | 9~40 | 10~42 | 11~45 | 13~47 |
| 48 | 0~8 | 0~11 | 1~14 | 2~17 | 3~20 | 4~22 | 5~25 | 6~28 | 8~30 | 9~33 | 11~35 | 12~37 | 14~39 | 15~42 |
| | 0~10 | 0~14 | 0~18 | 1~21 | 2~24 | 2~27 | 3~29 | 5~32 | 6~35 | 7~37 | 8~40 | 10~42 | 11~44 | 13~47 |
| 49 | 0~8 | 0~11 | 1~14 | 2~17 | 2~20 | 4~22 | 5~25 | 6~27 | 7~30 | 9~32 | 10~35 | 12~37 | 13~39 | 15~41 |
| | 0~10 | 0~14 | 0~17 | 1~20 | 1~24 | 2~26 | 3~29 | 4~32 | 6~34 | 7~36 | 8~39 | 9~41 | 11~44 | 12~46 |
| 50 | 0~7 | 0~11 | 1~14 | 2~17 | 2~19 | 3~22 | 5~24 | 6~26 | 7~29 | 9~31 | 10~34 | 11~36 | 13~38 | 15~41 |
| | 0~10 | 0~14 | 0~17 | 1~20 | 1~23 | 2~26 | 3~28 | 4~31 | 5~33 | 7~36 | 8~38 | 9~40 | 11~43 | 12~45 |

## 百分率的可信区间

上行：95%可信区间　下行：99%可信区间

| n | x=14 | 15 | 16 | 17 | 18 | 19 | 20 | 21 | 22 | 23 | 24 | 25 |
|---|---|---|---|---|---|---|---|---|---|---|---|---|
| 26 | | | | | | | | | | | | |
| 27 | 32～71 | | | | | | | | | | | |
| | 27～76 | | | | | | | | | | | |
| 28 | 31～69 | | | | | | | | | | | |
| | 26～74 | | | | | | | | | | | |
| 29 | 30～68 | 33～71 | | | | | | | | | | |
| | 25～72 | 28～75 | | | | | | | | | | |
| 30 | 28～66 | 31～69 | | | | | | | | | | |
| | 24～71 | 27～74 | | | | | | | | | | |
| 31 | 27～64 | 30～67 | 33～70 | | | | | | | | | |
| | 23～69 | 26～72 | 28～75 | | | | | | | | | |
| 32 | 26～62 | 29～65 | 32～68 | | | | | | | | | |
| | 22～67 | 25～70 | 27～73 | | | | | | | | | |
| 33 | 26～61 | 28～64 | 31～67 | 34～69 | | | | | | | | |
| | 21～66 | 24～69 | 26～71 | 29～74 | | | | | | | | |
| 34 | 25～59 | 27～62 | 30～65 | 32～68 | | | | | | | | |
| | 21～64 | 23～67 | 25～70 | 28～72 | | | | | | | | |
| 35 | 24～58 | 26～61 | 29～63 | 31～66 | 34～69 | | | | | | | |
| | 20～63 | 22～66 | 24～68 | 27～71 | 29～73 | | | | | | | |
| 36 | 23～57 | 26～59 | 28～62 | 30～65 | 33～67 | | | | | | | |
| | 19～62 | 22～64 | 23～67 | 26～69 | 28～72 | | | | | | | |
| 37 | 23～55 | 25～58 | 27～61 | 30～63 | 32～66 | 34～68 | | | | | | |
| | 19～60 | 21～63 | 23～65 | 25～68 | 28～70 | 30～73 | | | | | | |

续表

| n | x | | | | | | | | | | | |
|---|---|---|---|---|---|---|---|---|---|---|---|---|
| | 14 | 15 | 16 | 17 | 18 | 19 | 20 | 21 | 22 | 23 | 24 | 25 |
| 38 | 22～54 | 24～57 | 26～59 | 29～62 | 31～64 | 33～67 | | | | | | |
| | 18～59 | 20～61 | 22～64 | 25～66 | 27～69 | 29～71 | | | | | | |
| 39 | 21～53 | 23～55 | 26～58 | 28～60 | 30～63 | 32～65 | 35～68 | | | | | |
| | 18～58 | 20～60 | 22～63 | 24～65 | 26～68 | 28～70 | 30～72 | | | | | |
| 40 | 21～52 | 23～54 | 25～57 | 27～59 | 29～62 | 32～64 | 34～66 | | | | | |
| | 17～57 | 19～59 | 21～61 | 23～64 | 25～66 | 27～68 | 30～71 | | | | | |
| 41 | 20～51 | 22～53 | 24～56 | 26～58 | 29～60 | 31～63 | 33～65 | 35～67 | | | | |
| | 17～55 | 19～58 | 21～60 | 23～63 | 25～65 | 27～67 | 29～69 | 31～71 | | | | |
| 42 | 20～50 | 22～52 | 24～54 | 26～57 | 28～59 | 30～61 | 32～64 | 34～66 | | | | |
| | 16～54 | 18～57 | 20～59 | 22～61 | 24～64 | 26～66 | 28～67 | 30～70 | | | | |
| 43 | 19～49 | 21～51 | 23～53 | 25～56 | 27～58 | 29～60 | 31～62 | 33～65 | 36～67 | | | |
| | 16～53 | 18～56 | 19～58 | 21～60 | 23～62 | 25～65 | 27～66 | 29～69 | 31～71 | | | |
| 44 | 19～48 | 21～50 | 22～52 | 24～55 | 26～57 | 28～59 | 30～61 | 33～63 | 35～35 | | | |
| | 15～52 | 17～55 | 19～57 | 21～59 | 23～61 | 25～63 | 26～65 | 28～68 | 30～70 | | | |
| 45 | 18～47 | 20～49 | 22～51 | 24～54 | 26～56 | 28～58 | 30～60 | 32～62 | 34～64 | 36～66 | | |
| | 15～51 | 17～54 | 19～56 | 20～59 | 22～60 | 24～62 | 26～64 | 26～66 | 30～68 | 32～70 | | |
| 46 | 18～46 | 20～48 | 21～50 | 23～53 | 25～55 | 27～57 | 29～59 | 31～61 | 33～63 | 35～65 | | |
| | 15～50 | 16～53 | 18～55 | 20～57 | 22～59 | 23～61 | 25～63 | 27～65 | 29～67 | 31～69 | | |
| 47 | 18～45 | 19～47 | 21～49 | 23～52 | 25～54 | 26～56 | 28～58 | 30～60 | 32～62 | 34～64 | 36～66 | |
| | 14～49 | 16～52 | 18～54 | 19～56 | 21～58 | 23～60 | 25～62 | 26～64 | 28～66 | 30～68 | 32～70 | |
| 48 | 17～44 | 19～46 | 21～48 | 22～51 | 24～53 | 26～55 | 28～57 | 30～59 | 31～61 | 33～63 | 35～65 | |
| | 14～49 | 16～51 | 17～53 | 19～55 | 21～57 | 22～59 | 24～61 | 26～63 | 28～65 | 29～67 | 31～69 | |
| 49 | 17～43 | 18～45 | 20～47 | 22～50 | 24～52 | 25～54 | 27～56 | 29～58 | 31～60 | 33～62 | 34～64 | 36～66 |
| | 14～48 | 15～50 | 17～52 | 19～54 | 20～56 | 22～58 | 23～60 | 25～62 | 27～64 | 29～66 | 31～68 | 32～70 |
| 50 | 16～43 | 18～45 | 20～47 | 21～49 | 23～51 | 25～53 | 26～55 | 28～57 | 30～59 | 32～61 | 34～64 | 36～55 |
| | 14～47 | 15～49 | 17～51 | 18～53 | 20～55 | 21～57 | 23～59 | 25～61 | 26～63 | 28～65 | 30～67 | 32～68 |

# 附表 4　*F* 界值表（方差齐性检验用）

*P*=0.05（双侧）

| $U_2$（较小均方的自由段） | $U_1$（较大均方的自由度） | | | | | | | | | | | | | | |
|---|---|---|---|---|---|---|---|---|---|---|---|---|---|---|---|
| | 2 | 3 | 4 | 5 | 6 | 7 | 8 | 9 | 10 | 12 | 15 | 20 | 30 | 60 | 00 |
| 1 | 799 | 364 | 899 | 922 | 937 | 948 | 957 | 963 | 969 | 977 | 985 | 993 | 1001 | 1010 | 1018 |
| 2 | 39.0 | 39.2 | 39.2 | 39.3 | 39.3 | 39.3 | 39.4 | 39.4 | 39.4 | 39.4 | 39.4 | 39.4 | 39.5 | 39.5 | 39.5 |
| 3 | 10.0 | 15.4 | 15.1 | 14.9 | 14.7 | 14.6 | 14.5 | 14.5 | 14.4 | 14.3 | 14.2 | 14.2 | 14.1 | 14.0 | 13.9 |
| 4 | 10.6 | 9.98 | 9.60 | 9.36 | 9.20 | 9.07 | 8.98 | 8.90 | 8.84 | 8.75 | 8.66 | 8.56 | 8.46 | 8.36 | 8.26 |
| 5 | 8.43 | 7.76 | 7.39 | 7.16 | 6.98 | 6.85 | 6.76 | 6.68 | 6.62 | 6.52 | 6.43 | 6.33 | 6.23 | 6.12 | 6.01 |
| 6 | 7.26 | 6.60 | 5.23 | 5.99 | 5.82 | 5.69 | 5.60 | 5.52 | 5.46 | 5.37 | 5.27 | 5.17 | 5.06 | 4.96 | 4.85 |
| 7 | 6.54 | 5.89 | 5.52 | 5.28 | 5.12 | 4.99 | 4.90 | 4.82 | 4.76 | 4.67 | 4.57 | 4.47 | 4.36 | 4.25 | 4.14 |
| 8 | 6.06 | 5.42 | 5.05 | 4.82 | 4.65 | 4.53 | 4.43 | 4.36 | 4.29 | 4.20 | 4.10 | 4.00 | 3.89 | 3.78 | 3.67 |
| 9 | 5.71 | 5.08 | 4.72 | 4.48 | 4.32 | 4.20 | 4.10 | 4.03 | 3.96 | 3.87 | 3.77 | 3.67 | 3.56 | 3.45 | 3.33 |
| 10 | 5.46 | 4.83 | 4.47 | 4.24 | 4.07 | 3.95 | 3.85 | 3.78 | 3.72 | 3.62 | 3.52 | 3.42 | 3.31 | 3.20 | 3.08 |
| 11 | 5.26 | 4.63 | 4.27 | 4.04 | 3.88 | 3.76 | 3.66 | 3.59 | 3.53 | 3.43 | 3.33 | 3.23 | 3.12 | 3.00 | 2.88 |
| 12 | 5.10 | 4.47 | 4.12 | 3.89 | 3.73 | 3.61 | 3.51 | 3.44 | 3.37 | 3.28 | 3.18 | 3.07 | 2.96 | 2.85 | 2.72 |
| 13 | 4.96 | 4.35 | 4.00 | 3.77 | 3.60 | 3.48 | 3.39 | 3.31 | 3.25 | 3.15 | 3.05 | 2.95 | 2.84 | 2.72 | 2.59 |
| 14 | 4.86 | 4.24 | 3.89 | 3.66 | 3.50 | 3.38 | 3.28 | 3.21 | 3.15 | 3.05 | 2.95 | 2.84 | 2.73 | 2.61 | 2.49 |
| 15 | 4.76 | 4.15 | 3.80 | 3.58 | 3.41 | 3.29 | 3.20 | 3.12 | 3.06 | 2.96 | 2.86 | 2.76 | 2.64 | 2.52 | 2.39 |
| 16 | 4.69 | 4.08 | 3.73 | 3.50 | 3.34 | 3.22 | 3.12 | 3.05 | 2.99 | 2.89 | 2.79 | 2.68 | 2.57 | 2.45 | 2.32 |
| 17 | 4.62 | 4.01 | 3.66 | 3.44 | 3.28 | 3.16 | 3.06 | 2.98 | 2.92 | 2.82 | 2.72 | 2.62 | 2.50 | 2.38 | 2.25 |
| 18 | 4.56 | 3.95 | 3.61 | 3.38 | 3.22 | 3.10 | 3.00 | 2.93 | 2.87 | 2.77 | 2.67 | 2.56 | 2.44 | 2.32 | 2.19 |
| 19 | 4.51 | 3.90 | 3.56 | 3.33 | 3.17 | 3.05 | 2.96 | 2.88 | 2.82 | 2.72 | 2.62 | 2.51 | 2.39 | 2.27 | 2.13 |
| 20 | 4.46 | 3.86 | 3.51 | 3.29 | 3.13 | 3.01 | 2.91 | 2.84 | 2.77 | 2.68 | 2.57 | 2.46 | 2.35 | 2.22 | 2.08 |
| 21 | 4.42 | 3.82 | 3.47 | 3.25 | 3.09 | 2.97 | 2.87 | 2.80 | 2.73 | 2.64 | 2.53 | 2.42 | 2.31 | 2.18 | 2.04 |
| 22 | 4.38 | 3.73 | 3.44 | 3.21 | 3.05 | 2.93 | 2.84 | 2.76 | 2.70 | 2.60 | 2.50 | 2.39 | 2.27 | 2.14 | 2.00 |
| 23 | 4.35 | 3.75 | 3.41 | 3.18 | 3.02 | 2.90 | 2.81 | 2.73 | 2.67 | 2.57 | 2.47 | 2.36 | 2.24 | 2.11 | 1.97 |
| 24 | 4.32 | 3.72 | 3.38 | 3.15 | 2.99 | 2.87 | 2.78 | 2.70 | 2.64 | 2.54 | 2.44 | 2.33 | 2.21 | 2.08 | 1.93 |
| 25 | 4.29 | 3.69 | 3.35 | 3.13 | 2.97 | 2.85 | 2.75 | 2.68 | 2.61 | 2.51 | 2.41 | 2.30 | 2.18 | 2.05 | 1.91 |
| 26 | 4.26 | 3.67 | 3.33 | 3.10 | 2.94 | 2.82 | 2.73 | 2.65 | 2.59 | 2.49 | 2.39 | 2.28 | 2.16 | 2.03 | 1.88 |
| 27 | 4.24 | 3.65 | 3.31 | 3.08 | 2.92 | 2.80 | 2.71 | 2.63 | 2.57 | 2.47 | 2.36 | 2.25 | 2.13 | 2.00 | 1.85 |
| 28 | 4.22 | 3.63 | 3.29 | 3.06 | 2.90 | 2.78 | 2.69 | 2.61 | 2.55 | 2.45 | 2.34 | 2.23 | 2.11 | 1.98 | 1.83 |
| 29 | 4.20 | 3.61 | 3.27 | 3.04 | 2.88 | 2.76 | 2.67 | 2.59 | 2.53 | 2.43 | 2.32 | 2.21 | 2.09 | 1.96 | 1.81 |
| 30 | 4.18 | 3.59 | 3.25 | 3.03 | 2.87 | 2.75 | 2.65 | 2.57 | 2.51 | 2.41 | 2.31 | 2.19 | 2.07 | 1.94 | 1.79 |
| 31 | 4.16 | 3.57 | 3.23 | 3.01 | 2.85 | 2.73 | 2.63 | 2.56 | 2.49 | 2.40 | 2.29 | 2.18 | 2.06 | 1.92 | 1.77 |
| 32 | 4.15 | 3.56 | 3.22 | 2.99 | 2.84 | 2.71 | 2.62 | 2.54 | 2.48 | 2.38 | 2.27 | 2.16 | 2.04 | 1.90 | 1.75 |

续表

| $U_2$（较小均方的自由段） | $U_1$（较大均方的自由度） | | | | | | | | | | | | | | |
|---|---|---|---|---|---|---|---|---|---|---|---|---|---|---|---|
| | 2 | 3 | 4 | 5 | 6 | 7 | 8 | 9 | 10 | 12 | 15 | 20 | 30 | 60 | 00 |
| 33 | 4.13 | 3.54 | 3.20 | 2.98 | 2.82 | 2.70 | 2.61 | 2.53 | 2.47 | 2.37 | 2.26 | 2.15 | 2.03 | 1.89 | 1.73 |
| 34 | 4.12 | 3.53 | 3.19 | 2.97 | 2.81 | 2.69 | 2.59 | 2.52 | 2.45 | 2.35 | 2.25 | 2.13 | 2.01 | 1.87 | 1.72 |
| 35 | 4.11 | 3.52 | 3.18 | 2.96 | 2.80 | 2.68 | 2.58 | 2.50 | 2.44 | 2.34 | 2.23 | 2.12 | 2.00 | 1.86 | 1.70 |
| 36 | 4.09 | 3.50 | 3.17 | 2.94 | 2.78 | 2.66 | 2.57 | 2.49 | 2.43 | 2.33 | 2.22 | 2.11 | 1.99 | 1.85 | 1.69 |
| 37 | 4.08 | 3.49 | 3.16 | 2.93 | 2.77 | 2.65 | 2.56 | 2.48 | 2.42 | 2.32 | 2.21 | 2.10 | 1.97 | 1.84 | 1.67 |
| 38 | 4.07 | 3.48 | 3.14 | 2.92 | 2.76 | 2.64 | 2.55 | 2.47 | 2.41 | 2.31 | 2.20 | 2.09 | 1.96 | 1.82 | 1.66 |
| 39 | 4.06 | 3.47 | 3.13 | 2.91 | 2.75 | 2.63 | 2.54 | 2.46 | 2.40 | 2.30 | 2.19 | 2.08 | 1.95 | 1.81 | 1.65 |
| 40 | 4.05 | 3.46 | 3.13 | 2.90 | 2.74 | 2.62 | 2.53 | 2.45 | 2.39 | 2.29 | 2.18 | 2.07 | 1.94 | 1.80 | 1.64 |
| 42 | 4.03 | 3.45 | 3.11 | 2.89 | 2.73 | 2.61 | 2.51 | 2.43 | 2.37 | 2.27 | 2.16 | 2.05 | 1.92 | 1.78 | 1.61 |
| 44 | 4.02 | 3.43 | 3.09 | 2.87 | 2.71 | 2.59 | 2.50 | 2.42 | 2.35 | 2.25 | 2.15 | 2.03 | 1.91 | 1.77 | 1.60 |
| 46 | 4.00 | 3.41 | 3.08 | 2.86 | 2.70 | 2.58 | 2.48 | 2.40 | 2.34 | 2.24 | 2.13 | 2.02 | 1.89 | 1.75 | 1.58 |
| 48 | 3.99 | 3.40 | 3.07 | 2.84 | 2.68 | 2.56 | 2.47 | 2.39 | 2.33 | 2.23 | 2.12 | 2.01 | 1.88 | 1.73 | 1.56 |
| 50 | 3.97 | 3.39 | 3.05 | 2.83 | 2.67 | 2.56 | 2.46 | 2.38 | 2.32 | 2.22 | 2.11 | 1.99 | 1.87 | 1.72 | 1.54 |
| 60 | 3.92 | 3.34 | 3.01 | 2.79 | 2.63 | 2.51 | 2.41 | 2.33 | 2.27 | 2.17 | 2.06 | 1.94 | 1.81 | 1.67 | 1.48 |
| 80 | 3.86 | 3.28 | 2.95 | 2.73 | 2.57 | 2.45 | 2.35 | 2.28 | 2.21 | 2.11 | 2.00 | 1.88 | 1.75 | 1.60 | 1.40 |
| 120 | 3.80 | 3.23 | 2.89 | 2.67 | 2.51 | 2.39 | 2.30 | 2.22 | 2.16 | 2.05 | 1.94 | 1.82 | 1.69 | 1.53 | 1.31 |
| 240 | 3.75 | 3.17 | 2.84 | 2.62 | 2.46 | 2.34 | 2.24 | 2.17 | 2.10 | 2.00 | 1.89 | 1.77 | 1.63 | 1.46 | 1.20 |
| ∞ | 3.69 | 3.12 | 2.79 | 2.57 | 2.41 | 2.29 | 2.19 | 2.11 | 2.05 | 1.94 | 1.83 | 1.71 | 1.57 | 1.39 | |

# 附表 5　*F* 界值表（方差分析用）

上行：*P*=0.05，*P*=0.01

| $\nu_2$（分母的自由度） | $\nu_1$（分子的自由度） | | | | | | | | | | |
|---|---|---|---|---|---|---|---|---|---|---|---|
| | 1 | 2 | 3 | 4 | 5 | 6 | 7 | 8 | 12 | 24 | ∞ |
| 1 | 161.4 | 199.5 | 215.7 | 224.6 | 230.2 | 234.0 | 236.8 | 238.9 | 243.9 | 249.1 | 254.3 |
| | 4052 | 4999.5 | 5403 | 5625 | 5764 | 5859 | 5928 | 5982 | 6106 | 6235 | 6366 |
| 2 | 18.51 | 19.00 | 19.16 | 19.25 | 19.30 | 19.33 | 19.35 | 19.37 | 19.41 | 19.45 | 19.50 |
| | 98.50 | 99.00 | 99.17 | 99.25 | 99.30 | 99.33 | 99.36 | 99.37 | 99.42 | 99.46 | 99.50 |
| 3 | 10.13 | 9.55 | 9.28 | 9.12 | 9.01 | 8.94 | 8.89 | 8.85 | 8.74 | 8.64 | 8.53 |
| | 34.12 | 30.82 | 29.46 | 28.17 | 28.24 | 27.91 | 27.67 | 27.49 | 27.05 | 26.60 | 26.13 |
| 4 | 7.71 | 6.94 | 6.59 | 6.39 | 6.26 | 6.16 | 6.09 | 6.04 | 5.91 | 5.77 | 5.63 |
| | 21.20 | 18.00 | 16.69 | 15.98 | 15.52 | 15.21 | 14.98 | 14.80 | 14.37 | 13.93 | 13.46 |
| 5 | 6.61 | 5.79 | 5.41 | 5.19 | 5.05 | 4.95 | 4.88 | 4.82 | 4.68 | 4.53 | 4.36 |
| | 16.26 | 13.27 | 12.06 | 11.39 | 10.97 | 10.67 | 10.46 | 10.29 | 9.89 | 9.47 | 9.02 |
| 6 | 5.99 | 5.14 | 4.76 | 4.53 | 4.39 | 4.28 | 4.21 | 4.15 | 4.00 | 3.84 | 3.67 |
| | 13.75 | 10.92 | 9.78 | 9.15 | 8.75 | 8.47 | 8.26 | 8.10 | 7.72 | 7.31 | 6.88 |
| 7 | 5.59 | 4.74 | 4.35 | 4.12 | 3.97 | 3.87 | 3.79 | 3.73 | 3.57 | 3.41 | 3.23 |
| | 12.25 | 9.55 | 8.45 | 7.85 | 7.46 | 7.19 | 6.99 | 6.84 | 6.47 | 6.07 | 5.65 |

续表

| $\nu_2$（分母的自由度） | $\nu_1$（分子的自由度） | | | | | | | | | | |
|---|---|---|---|---|---|---|---|---|---|---|---|
| | 1 | 2 | 3 | 4 | 5 | 6 | 7 | 8 | 12 | 24 | ∞ |
| 8 | 5.32 | 4.46 | 4.07 | 3.84 | 3.69 | 3.58 | 3.50 | 3.44 | 3.28 | 3.12 | 2.93 |
| | 11.26 | 8.65 | 7.59 | 7.01 | 6.63 | 6.37 | 6.18 | 6.03 | 5.67 | 5.28 | 4.86 |
| 9 | 5.12 | 4.26 | 3.86 | 3.63 | 3.48 | 3.37 | 3.29 | 3.23 | 3.07 | 2.90 | 2.71 |
| | 10.56 | 8.02 | 6.99 | 6.42 | 6.06 | 5.80 | 5.61 | 5.47 | 5.11 | 4.73 | 4.31 |
| 10 | 4.96 | 4.10 | 3.71 | 3.48 | 3.33 | 3.22 | 3.14 | 3.07 | 2.91 | 2.74 | 2.54 |
| | 10.04 | 7.56 | 6.55 | 5.99 | 5.64 | 5.39 | 5.20 | 5.06 | 4.71 | 4.33 | 3.91 |
| 12 | 4.75 | 3.89 | 3.49 | 3.26 | 3.11 | 3.00 | 2.91 | 2.85 | 2.69 | 2.51 | 2.30 |
| | 9.33 | 6.93 | 5.95 | 5.41 | 5.06 | 4.82 | 4.64 | 4.50 | 4.16 | 3.78 | 3.36 |
| 14 | 4.60 | 3.74 | 3.34 | 3.11 | 2.96 | 2.85 | 2.76 | 2.70 | 2.53 | 2.35 | 2.13 |
| | 8.86 | 6.51 | 5.56 | 5.04 | 4.69 | 4.46 | 4.28 | 4.14 | 3.80 | 3.43 | 3.00 |
| 16 | 4.49 | 3.63 | 3.24 | 3.01 | 2.85 | 2.74 | 2.66 | 2.59 | 2.42 | 2.24 | 2.01 |
| | 8.53 | 6.23 | 5.29 | 4.77 | 4.44 | 4.20 | 4.03 | 3.89 | 3.55 | 3.18 | 2.75 |
| 18 | 4.41 | 3.55 | 3.16 | 2.93 | 2.77 | 2.66 | 2.58 | 2.51 | 2.34 | 2.15 | 1.92 |
| | 8.29 | 6.01 | 5.09 | 4.58 | 4.25 | 4.01 | 3.84 | 3.71 | 3.37 | 3.00 | 2.57 |
| 20 | 4.35 | 3.49 | 3.10 | 2.87 | 2.71 | 2.60 | 2.51 | 2.45 | 2.28 | 2.08 | 1.84 |
| | 8.10 | 5.85 | 4.94 | 4.43 | 4.10 | 3.87 | 3.70 | 3.56 | 3.23 | 2.86 | 2.42 |
| 30 | 4.17 | 3.32 | 2.92 | 2.69 | 2.53 | 2.42 | 2.33 | 2.27 | 2.09 | 1.89 | 1.62 |
| | 7.56 | 5.39 | 4.51 | 4.02 | 3.70 | 3.47 | 3.30 | 3.17 | 2.84 | 2.47 | 2.01 |
| 40 | 4.08 | 3.23 | 2.84 | 2.61 | 2.45 | 2.34 | 2.25 | 2.18 | 2.00 | 1.79 | 1.51 |
| | 7.31 | 5.18 | 4.31 | 3.83 | 3.51 | 3.29 | 3.12 | 2.99 | 2.66 | 2.29 | 1.80 |
| 60 | 4.00 | 3.15 | 2.76 | 2.53 | 2.37 | 2.25 | 2.17 | 2.10 | 1.92 | 1.70 | 1.39 |
| | 7.08 | 4.98 | 4.13 | 3.65 | 3.34 | 3.12 | 2.95 | 2.82 | 2.50 | 2.12 | 1.60 |
| 120 | 3.92 | 3.07 | 2.68 | 2.45 | 2.29 | 2.17 | 2.09 | 2.02 | 1.83 | 1.61 | 1.25 |
| | 6.85 | 4.79 | 3.95 | 3.48 | 3.17 | 2.96 | 2.79 | 2.66 | 2.34 | 1.95 | 1.38 |
| ∞ | 3.84 | 3.00 | 2.60 | 2.37 | 2.21 | 2.10 | 2.01 | 1.94 | 1.75 | 1.52 | 1.00 |
| | 6.63 | 4.61 | 3.78 | 3.32 | 3.02 | 2.80 | 2.64 | 2.51 | 2.18 | 1.79 | 1.00 |

# 附表 6　*q* 界值表

上行：*P*=0.05 下行：*P*=0.10

| $\nu$ | 组数，$\alpha$ | | | | | | | | |
|---|---|---|---|---|---|---|---|---|---|
| | 2 | 3 | 4 | 5 | 6 | 7 | 8 | 9 | 10 |
| 5 | 3.64 | 4.60 | 5.22 | 5.67 | 6.03 | 6.33 | 6.58 | 6.80 | 6.99 |
| | 5.70 | 6.98 | 7.80 | 8.42 | 8.91 | 9.32 | 9.67 | 9.97 | 10.24 |
| 6 | 3.46 | 4.34 | 4.90 | 5.30 | 5.63 | 5.90 | 6.12 | 6.32 | 6.49 |
| | 5.24 | 6.33 | 7.03 | 7.56 | 7.97 | 8.32 | 8.61 | 8.87 | 9.10 |

续表

| ν | 组数，α | | | | | | | | |
|---|---|---|---|---|---|---|---|---|---|
| | 2 | 3 | 4 | 5 | 6 | 7 | 8 | 9 | 10 |
| 7 | 3.34 | 4.16 | 4.68 | 5.06 | 5.36 | 5.61 | 5.82 | 6.00 | 6.16 |
| | 4.95 | 5.92 | 6.54 | 7.01 | 7.37 | 7.68 | 7.94 | 8.17 | 8.37 |
| 8 | 3.26 | 4.04 | 4.53 | 4.89 | 5.17 | 5.40 | 5.60 | 5.77 | 5.92 |
| | 4.75 | 5.64 | 6.20 | 6.62 | 6.96 | 7.24 | 7.47 | 7.68 | 7.86 |
| 9 | 3.20 | 3.95 | 4.41 | 4.76 | 5.02 | 5.24 | 5.43 | 5.59 | 5.74 |
| | 4.60 | 5.43 | 5.96 | 6.35 | 6.66 | 6.91 | 7.13 | 7.33 | 7.49 |
| 10 | 3.15 | 3.88 | 4.33 | 4.65 | 4.91 | 5.12 | 5.30 | 5.46 | 5.60 |
| | 4.48 | 5.27 | 5.77 | 6.14 | 6.43 | 6.67 | 6.87 | 7.05 | 7.21 |
| 12 | 3.08 | 3.77 | 4.02 | 4.51 | 4.75 | 4.95 | 5.12 | 5.27 | 5.39 |
| | 4.32 | 5.05 | 5.50 | 5.84 | 6.10 | 6.32 | 6.51 | 6.67 | 6.81 |
| 14 | 3.03 | 3.70 | 4.11 | 4.41 | 4.64 | 4.83 | 4.99 | 5.13 | 5.25 |
| | 4.21 | 4.89 | 5.32 | 5.63 | 5.88 | 6.08 | 6.26 | 6.41 | 6.54 |
| 16 | 3.00 | 3.65 | 4.05 | 4.33 | 4.56 | 4.74 | 4.90 | 5.03 | 5.15 |
| | 4.13 | 4.79 | 5.19 | 5.49 | 5.72 | 5.92 | 6.08 | 6.22 | 6.35 |
| 18 | 2.97 | 3.61 | 4.00 | 4.28 | 4.49 | 4.67 | 4.82 | 4.96 | 5.07 |
| | 4.07 | 4.70 | 5.09 | 5.38 | 5.60 | 5.79 | 5.94 | 6.08 | 6.20 |
| 20 | 2.95 | 3.58 | 3.96 | 4.23 | 4.45 | 4.62 | 4.77 | 4.90 | 5.01 |
| | 4.02 | 4.64 | 5.02 | 5.29 | 5.51 | 5.69 | 5.84 | 5.97 | 6.09 |
| 30 | 2.89 | 3.49 | 3.85 | 4.10 | 4.30 | 4.46 | 4.60 | 4.72 | 4.82 |
| | 3.89 | 4.45 | 4.80 | 5.05 | 5.24 | 5.40 | 5.54 | 5.65 | 5.76 |
| 30 | 2.89 | 3.49 | 3.85 | 4.10 | 4.30 | 4.46 | 4.60 | 4.72 | 4.82 |
| | 3.89 | 4.45 | 4.80 | 5.05 | 5.24 | 5.40 | 5.54 | 5.65 | 5.76 |
| 40 | 2.86 | 3.44 | 3.79 | 4.04 | 4.23 | 4.39 | 4.52 | 4.63 | 4.73 |
| | 3.82 | 4.37 | 4.70 | 4.93 | 5.11 | 5.26 | 5.39 | 5.50 | 5.60 |
| 60 | 2.83 | 3.40 | 3.74 | 3.98 | 4.16 | 4.31 | 4.44 | 4.55 | 4.65 |
| | 3.76 | 4.28 | 4.59 | 4.82 | 4.99 | 5.13 | 5.25 | 5.36 | 5.45 |
| 120 | 2.80 | 3.36 | 3.68 | 3.92 | 4.10 | 4.24 | 4.36 | 4.47 | 4.56 |
| | 3.70 | 4.20 | 4.50 | 4.71 | 4.87 | 5.01 | 5.12 | 5.21 | 5.30 |
| ∞ | 2.77 | 3.31 | 3.63 | 3.86 | 4.03 | 4.17 | 4.29 | 4.39 | 4.47 |
| | 3.64 | 4.12 | 4.40 | 4.60 | 4.76 | 4.88 | 4.99 | 5.08 | 5.16 |

# 附表 7 $\chi^2$ 分布临界值表

| 自由度 $\nu$ | 概率 $P$ | | | | | | | | | | | | |
|---|---|---|---|---|---|---|---|---|---|---|---|---|---|
| | 0.995 | 0.99 | 0.975 | 0.95 | 0.9 | 0.75 | 0.5 | 0.25 | 0.1 | 0.05 | 0.025 | 0.01 | 0.005 |
| 1 | … | … | … | … | 0.02 | 0.10 | 0.45 | 1.32 | 2.71 | 3.84 | 5.02 | 6.63 | 7.88 |
| 2 | 0.01 | 0.02 | 0.02 | 0.10 | 0.21 | 0.58 | 1.39 | 2.77 | 4.61 | 5.99 | 7.38 | 9.21 | 10.60 |
| 3 | 0.07 | 0.11 | 0.22 | 0.35 | 0.58 | 1.21 | 2.37 | 4.11 | 6.25 | 7.81 | 9.35 | 11.34 | 12.84 |
| 4 | 0.21 | 0.30 | 0.48 | 0.71 | 1.06 | 1.92 | 3.36 | 5.39 | 7.78 | 9.49 | 11.14 | 13.28 | 14.86 |
| 5 | 0.41 | 0.55 | 0.83 | 1.15 | 1.61 | 2.67 | 4.35 | 6.63 | 9.24 | 11.07 | 12.83 | 15.09 | 16.75 |
| 6 | 0.68 | 0.87 | 1.24 | 1.64 | 2.20 | 3.45 | 5.35 | 7.84 | 10.64 | 12.59 | 14.45 | 16.81 | 18.55 |
| 7 | 0.99 | 1.24 | 1.69 | 2.17 | 2.83 | 4.25 | 6.35 | 9.04 | 12.02 | 14.07 | 16.01 | 18.48 | 20.28 |
| 8 | 1.34 | 1.65 | 2.18 | 2.73 | 3.40 | 5.07 | 7.34 | 10.22 | 13.36 | 15.51 | 17.53 | 20.09 | 21.96 |
| 9 | 1.73 | 2.09 | 2.70 | 3.33 | 4.17 | 5.9 | 8.34 | 11.39 | 14.68 | 16.92 | 19.02 | 21.67 | 23.59 |
| 10 | 2.16 | 2.56 | 3.25 | 3.94 | 4.87 | 6.74 | 9.34 | 12.55 | 15.99 | 18.31 | 20.48 | 23.21 | 25.19 |
| 11 | 2.60 | 3.05 | 3.82 | 4.57 | 5.58 | 7.58 | 10.34 | 13.70 | 17.28 | 19.68 | 21.92 | 24.72 | 26.76 |
| 12 | 3.07 | 3.57 | 4.40 | 5.23 | 6.30 | 8.44 | 11.34 | 14.85 | 18.55 | 21.03 | 23.34 | 26.22 | 28.30 |
| 13 | 3.57 | 4.11 | 5.01 | 5.89 | 7.04 | 9.3 | 12.34 | 15.98 | 19.81 | 22.36 | 24.74 | 27.69 | 29.82 |
| 14 | 4.07 | 4.66 | 5.63 | 6.57 | 7.79 | 10.17 | 13.34 | 17.12 | 21.06 | 23.68 | 26.12 | 29.14 | 31.32 |
| 15 | 4.60 | 5.23 | 6.27 | 7.26 | 8.55 | 11.04 | 14.34 | 18.25 | 22.31 | 25.00 | 27.49 | 30.58 | 32.80 |
| 16 | 5.14 | 5.81 | 6.91 | 7.96 | 9.31 | 11.91 | 15.34 | 19.37 | 23.54 | 26.30 | 28.85 | 32.00 | 34.27 |
| 17 | 5.70 | 6.41 | 7.56 | 8.67 | 10.09 | 12.79 | 16.34 | 20.49 | 24.77 | 27.59 | 30.19 | 33.41 | 35.72 |
| 18 | 6.26 | 7.01 | 8.23 | 9.39 | 10.86 | 13.68 | 17.34 | 21.60 | 25.99 | 28.87 | 31.53 | 34.81 | 37.16 |
| 19 | 6.84 | 7.63 | 8.91 | 10.12 | 11.65 | 14.56 | 18.34 | 22.72 | 27.20 | 30.14 | 32.85 | 36.19 | 38.58 |
| 20 | 7.43 | 8.26 | 9.59 | 10.85 | 12.44 | 15.45 | 19.34 | 23.83 | 28.41 | 31.41 | 34.17 | 37.57 | 40.00 |
| 21 | 8.03 | 8.9 | 10.28 | 11.59 | 13.24 | 16.34 | 20.34 | 24.93 | 29.62 | 32.67 | 35.48 | 38.93 | 41.40 |
| 22 | 8.64 | 9.54 | 10.98 | 12.34 | 14.04 | 17.24 | 21.34 | 26.04 | 30.81 | 33.92 | 36.78 | 40.29 | 42.80 |
| 23 | 9.26 | 10.2 | 11.69 | 13.09 | 14.85 | 18.14 | 22.34 | 27.14 | 32.01 | 35.17 | 38.08 | 41.64 | 44.18 |
| 24 | 9.89 | 10.86 | 12.4 | 13.85 | 15.66 | 19.04 | 23.34 | 28.24 | 33.20 | 36.42 | 39.36 | 42.98 | 45.56 |
| 25 | 10.52 | 11.52 | 13.12 | 14.61 | 16.47 | 19.94 | 24.34 | 29.34 | 34.38 | 37.65 | 40.65 | 44.31 | 46.93 |
| 26 | 11.16 | 12.2 | 13.84 | 15.38 | 17.29 | 20.84 | 25.34 | 30.43 | 35.56 | 38.89 | 41.92 | 45.64 | 48.29 |
| 27 | 11.81 | 12.88 | 14.57 | 16.15 | 18.11 | 21.75 | 26.34 | 31.53 | 36.74 | 40.11 | 43.19 | 46.96 | 49.64 |
| 28 | 12.46 | 13.56 | 15.31 | 16.93 | 18.94 | 22.66 | 27.34 | 32.62 | 37.92 | 41.34 | 44.46 | 48.28 | 50.99 |
| 29 | 13.12 | 14.26 | 16.05 | 17.71 | 19.77 | 23.57 | 28.34 | 33.71 | 39.09 | 42.56 | 45.72 | 49.59 | 52.34 |
| 30 | 13.79 | 14.95 | 16.79 | 18.49 | 20.6 | 24.48 | 29.34 | 34.80 | 40.26 | 43.77 | 46.98 | 50.89 | 53.67 |
| 40 | 20.71 | 22.16 | 24.43 | 26.51 | 29.05 | 33.66 | 39.34 | 45.62 | 51.80 | 55.76 | 59.34 | 63.69 | 66.77 |
| 50 | 27.99 | 29.71 | 32.36 | 34.76 | 37.69 | 42.94 | 49.33 | 56.33 | 63.17 | 67.50 | 71.42 | 76.15 | 79.49 |
| 60 | 35.53 | 37.48 | 40.48 | 43.19 | 46.46 | 52.29 | 59.33 | 66.98 | 74.40 | 79.08 | 83.30 | 88.38 | 91.95 |
| 70 | 43.28 | 45.44 | 48.76 | 51.74 | 55.33 | 61.7 | 69.33 | 77.58 | 85.53 | 90.53 | 95.02 | 100.42 | 104.22 |
| 80 | 51.17 | 53.54 | 57.15 | 60.39 | 64.28 | 71.14 | 79.33 | 88.13 | 96.58 | 101.88 | 106.63 | 112.33 | 116.32 |
| 90 | 59.20 | 61.75 | 65.65 | 69.13 | 73.29 | 80.62 | 89.33 | 98.64 | 107.56 | 113.14 | 118.14 | 124.12 | 128.3 |
| 100 | 67.33 | 70.06 | 74.22 | 77.93 | 82.36 | 90.13 | 99.33 | 109.14 | 118.50 | 124.34 | 129.56 | 135.81 | 140.17 |

# 附表 8　*T* 界值表（配对比较的符合秩和检验用）

| *N* | 单侧：0.05 | 0.025 | 0.01 | 0.005 |
|---|---|---|---|---|
| | 双侧：0.01 | 0.05 | 0.02 | 0.010 |
| 5 | 0～15 | – | – | – |
| 6 | 2～19 | 0～21 | – | – |
| 7 | 3～25 | 2～26 | 0～28 | – |
| 8 | 5～31 | 3～33 | 1～35 | 0～36 |
| 9 | 8～37 | 5～40 | 3～42 | 1～44 |
| 10 | 10～45 | 8～47 | 5～50 | 3～52 |
| 11 | 13～53 | 10～56 | 7～59 | 5～61 |
| 12 | 17～61 | 13～65 | 9～69 | 7～71 |
| 13 | 21～70 | 17～74 | 12～79 | 9～82 |
| 14 | 25～80 | 21～84 | 15～90 | 12～93 |
| 15 | 30～90 | 25～95 | 19～101 | 15～105 |
| 16 | 35～101 | 29～107 | 23～113 | 19～117 |
| 17 | 41～112 | 34～119 | 27～126 | 23～130 |
| 18 | 47～124 | 40～131 | 32～139 | 27～144 |
| 19 | 53～137 | 46～144 | 37～153 | 32～158 |
| 20 | 60～150 | 52～158 | 43～167 | 37～173 |
| 21 | 67～164 | 58～173 | 49～182 | 42～189 |
| 22 | 75～178 | 65～188 | 55～198 | 48～205 |
| 23 | 83～193 | 73～203 | 62～214 | 54～222 |
| 24 | 91～209 | 81～219 | 69～231 | 61～239 |
| 25 | 100～225 | 89～236 | 76～249 | 68～257 |
| 26 | 110～241 | 98～253 | 84～267 | 75～276 |
| 27 | 119～259 | 107～271 | 92～286 | 83～295 |
| 28 | 130～276 | 116～290 | 101～305 | 91～315 |
| 29 | 140～295 | 126～309 | 110～325 | 100～335 |
| 30 | 151～314 | 137～329 | 120～345 | 109～356 |
| 31 | 163～333 | 147～349 | 130～366 | 118～378 |
| 32 | 175～353 | 159～369 | 140～388 | 128～400 |
| 33 | 187～374 | 170～391 | 151～410 | 138～423 |
| 34 | 200～395 | 182～413 | 162～433 | 148～447 |
| 35 | 213～417 | 195～435 | 173～457 | 159～471 |
| 36 | 227～439 | 195～435 | 173～457 | 159～471 |
| 37 | 241～462 | 221～482 | 198～505 | 182～521 |
| 38 | 256～485 | 235～506 | 211～530 | 194～547 |
| 39 | 271～509 | 249～531 | 224～556 | 207～573 |
| 40 | 286～534 | 264～556 | 238～582 | 220～600 |
| 41 | 302～559 | 279～582 | 252～609 | 233～628 |
| 42 | 319～584 | 294～609 | 266～637 | 247～656 |
| 43 | 336～610 | 310～636 | 281～665 | 261～685 |

续表

| N | 单侧：0.05 | 0.025 | 0.01 | 0.005 |
|---|---|---|---|---|
| | 双侧：0.01 | 0.05 | 0.02 | 0.010 |
| 44 | 353～637 | 327～663 | 296～694 | 276～714 |
| 45 | 371～664 | 343～692 | 312～723 | 291～744 |
| 46 | 389～392 | 361～720 | 328～753 | 307～774 |
| 47 | 407～721 | 378～750 | 345～783 | 322～806 |
| 48 | 426～750 | 396～780 | 362～814 | 339～837 |
| 49 | 446～779 | 415～810 | 379～846 | 335～870 |
| 50 | 466～809 | 434～841 | 397～878 | 373～902 |

# 附表 9　*T* 界值表（两样本比较的秩和检验用）

| | 单侧 | 双侧 |
|---|---|---|
| 1 行 | $P=0.05$ | $P=0.10$ |
| 2 行 | $P=0.025$ | $P=0.05$ |
| 3 行 | $P=0.01$ | $P=0.02$ |
| 4 行 | $P=0.005$ | $P=0.01$ |

| $n_1$ | $n_2-n_1$ | | | | | | | | | | |
|---|---|---|---|---|---|---|---|---|---|---|---|
| | 0 | 1 | 2 | 3 | 4 | 5 | 6 | 7 | 8 | 9 | 10 |
| 2 | | | | 3～13 | 3～15 | 3～17 | 4～18 | 4～20 | 4～22 | 4～24 | 5～25 |
| | | | | | | | 3～19 | 3～21 | 3～23 | 3～25 | 4～26 |
| 3 | 6～15 | 6～18 | 7～20 | 8～22 | 8～25 | 9～27 | 10～29 | 10～32 | 11～34 | 11～37 | 12～39 |
| | | | 6～21 | 7～23 | 7～26 | 8～28 | 8～31 | 9～33 | 9～36 | 10～38 | 10～41 |
| | | | | | 6～27 | 6～30 | 7～32 | 7～35 | 7～38 | 8～40 | 8～43 |
| | | | | | | | 6～33 | 6～36 | 6～39 | 7～41 | 7～44 |
| 4 | 11～25 | 12～28 | 13～31 | 14～34 | 15～37 | 16～40 | 17～43 | 18～46 | 19～49 | 20～52 | 21～55 |
| | 10～26 | 11～29 | 12～32 | 13～35 | 14～38 | 14～42 | 15～45 | 16～48 | 17～51 | 18～54 | 19～57 |
| | | 10～30 | 11～33 | 11～37 | 12～40 | 13～43 | 13～47 | 14～50 | 15～53 | 15～57 | 16～60 |
| | | | 10～34 | 10～38 | 11～41 | 11～45 | 12～48 | 12～52 | 13～55 | 13～59 | 14～62 |
| 5 | 19～36 | 20～40 | 21～44 | 23～47 | 24～51 | 26～54 | 27～58 | 28～62 | 30～65 | 31～69 | 33～72 |
| | 17～38 | 18～42 | 20～45 | 21～49 | 22～53 | 23～57 | 24～61 | 26～64 | 27～68 | 28～72 | 29～76 |
| | 16～39 | 17～43 | 18～47 | 19～51 | 20～55 | 21～59 | 22～63 | 23～67 | 24～71 | 25～75 | 26～79 |
| | 15～40 | 16～44 | 16～49 | 17～53 | 18～57 | 19～61 | 20～65 | 21～69 | 22～73 | 22～78 | 23～82 |
| 6 | 28～50 | 29～55 | 31～59 | 33～63 | 35～67 | 37～71 | 38～76 | 40～80 | 42～84 | 44～88 | 46～92 |
| | 26～52 | 27～57 | 29～61 | 31～65 | 32～70 | 34～74 | 35～79 | 37～83 | 38～88 | 40～92 | 42～96 |
| | 24～54 | 25～59 | 27～63 | 28～68 | 29～73 | 30～78 | 32～82 | 33～87 | 34～92 | 36～96 | 37～101 |
| | 23～55 | 24～60 | 25～65 | 26～70 | 27～75 | 28～80 | 30～84 | 31～89 | 32～94 | 33～99 | 34～104 |

续表

| $n_1$ | $n_2 \sim n_1$ | | | | | | | | | | |
|---|---|---|---|---|---|---|---|---|---|---|---|
| | 0 | 1 | 2 | 3 | 4 | 5 | 6 | 7 | 8 | 9 | 10 |
| 7 | 39~66 | 41~71 | 43~76 | 45~81 | 47~86 | 49~91 | 52~95 | 54~100 | 56~105 | 58~110 | 61~114 |
| | 36~69 | 38~74 | 40~79 | 42~84 | 44~89 | 46~94 | 48~99 | 50~104 | 52~109 | 54~114 | 56~119 |
| | 34~77 | 35~77 | 37~82 | 39~87 | 40~93 | 42~98 | 44~103 | 45~109 | 47~114 | 49~119 | 51~124 |
| | 32~73 | 34~78 | 35~84 | 37~89 | 38~95 | 40~100 | 41~106 | 43~111 | 44~117 | 45~122 | 47~128 |
| 8 | 50~85 | 54~90 | 56~96 | 59~101 | 62~106 | 64~112 | 67~117 | 69~123 | 72~128 | 75~133 | 77~139 |
| | 49~87 | 51~93 | 53~99 | 55~105 | 58~110 | 60~116 | 62~122 | 65~127 | 67~133 | 70~138 | 72~144 |
| | 45~91 | 47~97 | 49~103 | 51~109 | 53~115 | 56~120 | 58~126 | 60~132 | 62~138 | 64~144 | 66~150 |
| | 43~93 | 45~99 | 47~105 | 49~111 | 51~117 | 53~123 | 54~130 | 56~136 | 58~142 | 60~148 | 62~154 |
| 9 | 66~105 | 69~111 | 72~117 | 75~123 | 78~129 | 81~135 | 84~141 | 87~147 | 90~153 | 93~159 | 96~165 |
| | 62~109 | 65~115 | 68~121 | 71~127 | 73~134 | 76~140 | 79~146 | 82~152 | 84~159 | 87~165 | 90~171 |
| | 59~112 | 61~119 | 63~126 | 61~132 | 68~139 | 71~145 | 73~152 | 76~158 | 78~165 | 81~171 | 83~178 |
| | 56~115 | 58~122 | 61~128 | 63~135 | 65~142 | 67~149 | 69~156 | 72~162 | 74~169 | 76~176 | 78~183 |
| 10 | 82~128 | 86~134 | 89~141 | 92~148 | 96~154 | 99~161 | 103~167 | 106~174 | 110~180 | 113~187 | 117~193 |
| | 78~132 | 81~139 | 84~146 | 88~152 | 91~159 | 94~166 | 97~173 | 100~180 | 103~187 | 107~193 | 110~200 |
| | 74~136 | 77~143 | 79~151 | 82~158 | 86~165 | 88~172 | 91~179 | 93~187 | 96~194 | 99~201 | 102~208 |
| | 71~139 | 73~147 | 76~154 | 79~161 | 81~169 | 84~176 | 86~184 | 89~191 | 92~198 | 94~206 | 97~213 |

# 附表 10 *H* 界值表（三样本比较的秩和检验用）

| $n$ | $n_1$ | $n_2$ | $n_3$ | $p$ | |
|---|---|---|---|---|---|
| | | | | 0.05 | 0.01 |
| 7 | 3 | 2 | 2 | 4.71 | |
| | 3 | 3 | 1 | 5.14 | |
| 8 | 3 | 3 | 2 | 5.36 | |
| | 4 | 2 | 2 | 5.33 | |
| | 4 | 3 | 1 | 5.21 | |
| | 5 | 2 | 1 | 5.00 | |
| 9 | 3 | 3 | 3 | 5.60 | 7.20 |
| | 4 | 3 | 2 | 5.44 | 6.44 |
| | 4 | 4 | 1 | 4.97 | 6.67 |
| | 5 | 2 | 2 | 5.16 | 6.53 |
| | 5 | 3 | 1 | 4.96 | |
| 10 | 4 | 3 | 3 | 5.73 | 6.75 |
| | 4 | 4 | 2 | 5.45 | 7.04 |
| | 5 | 3 | 2 | 5.25 | 6.82 |
| | 5 | 4 | 1 | 4.99 | 6.95 |

续表

| $n$ | $n_1$ | $n_2$ | $n_3$ | $p$ | |
|---|---|---|---|---|---|
| | | | | 0.05 | 0.01 |
| 11 | 4 | 4 | 3 | 5.60 | 7.14 |
| | 5 | 3 | 3 | 5.65 | 7.08 |
| | 5 | 4 | 2 | 5.27 | 7.12 |
| | 5 | 5 | 1 | 5.13 | 7.31 |
| 12 | 4 | 4 | 4 | 5.69 | 7.65 |
| | 5 | 4 | 3 | 5.63 | 7.44 |
| | 5 | 5 | 2 | 5.34 | 7.27 |
| 13 | 5 | 4 | 4 | 5.62 | 7.76 |
| | 5 | 5 | 3 | 5.71 | 7.54 |
| 14 | 5 | 5 | 4 | 5.64 | 7.79 |
| 15 | 5 | 5 | 5 | 5.78 | 7.98 |

# 附表 11　$r$ 界值表

| 自由度 $\nu$ | 概率 $P$ | | | | | | | | |
|---|---|---|---|---|---|---|---|---|---|
| | 单侧：0.25 | 0.10 | 0.05 | 0.025 | 0.01 | 0.005 | 0.0025 | 0.001 | 0.0005 |
| | 双侧：0.50 | 0.20 | 0.10 | 0.05 | 0.02 | 0.01 | 0.005 | 0.002 | 0.001 |
| 1 | 0.707 | 0.951 | 0.988 | 0.997 | 1.000 | 1.000 | 1.000 | 1.000 | 1.000 |
| 2 | 0.500 | 0.800 | 0.900 | 0.950 | 0.980 | 0.990 | 0.995 | 0.998 | 0.999 |
| 3 | 0.404 | 0.687 | 0.805 | 0.878 | 0.934 | 0.959 | 0.974 | 0.986 | 0.991 |
| 4 | 0.347 | 0.608 | 0.729 | 0.811 | 0.882 | 0.917 | 0.942 | 0.963 | 0.974 |
| 5 | 0.309 | 0.551 | 0.669 | 0.755 | 0.833 | 0.875 | 0.906 | 0.935 | 0.951 |
| 6 | 0.281 | 0.507 | 0.621 | 0.707 | 0.789 | 0.834 | 0.870 | 0.905 | 0.925 |
| 7 | 0.260 | 0.472 | 0.582 | 0.666 | 0.750 | 0.798 | 0.836 | 0.875 | 0.898 |
| 8 | 0.242 | 0.443 | 0.549 | 0.632 | 0.715 | 0.765 | 0.805 | 0.847 | 0.872 |
| 9 | 0.228 | 0.419 | 0.521 | 0.602 | 0.685 | 0.735 | 0.776 | 0.820 | 0.847 |
| 10 | 0.216 | 0.398 | 0.497 | 0.576 | 0.658 | 0.708 | 0.750 | 0.795 | 0.823 |
| 11 | 0.206 | 0.380 | 0.476 | 0.553 | 0.634 | 0.684 | 0.726 | 0.772 | 0.801 |
| 12 | 0.197 | 0.365 | 0.457 | 0.532 | 0.612 | 0.661 | 0.703 | 0.750 | 0.780 |
| 13 | 0.189 | 0.351 | 0.441 | 0.514 | 0.592 | 0.641 | 0.683 | 0.730 | 0.760 |
| 14 | 0.182 | 0.338 | 0.426 | 0.497 | 0.574 | 0.623 | 0.664 | 0.711 | 0.742 |
| 15 | 0.176 | 0.327 | 0.412 | 0.482 | 0.558 | 0.606 | 0.647 | 0.694 | 0.725 |
| 16 | 0.170 | 0.317 | 0.400 | 0.468 | 0.542 | 0.590 | 0.631 | 0.678 | 0.708 |
| 17 | 0.165 | 0.308 | 0.389 | 0.456 | 0.529 | 0.575 | 0.616 | 0.662 | 0.693 |
| 18 | 0.160 | 0.299 | 0.378 | 0.444 | 0.515 | 0.561 | 0.602 | 0.648 | 0.679 |
| 19 | 0.156 | 0.291 | 0.369 | 0.433 | 0.503 | 0.549 | 0.589 | 0.635 | 0.665 |
| 20 | 0.152 | 0.284 | 0.360 | 0.423 | 0.492 | 0.537 | 0.576 | 0.622 | 0.652 |
| 21 | 0.148 | 0.277 | 0.352 | 0.413 | 0.482 | 0.526 | 0.565 | 0.610 | 0.640 |
| 22 | 0.145 | 0.271 | 0.344 | 0.404 | 0.472 | 0.515 | 0.554 | 0.599 | 0.629 |

续表

| 自由度 $\nu$ | 概率 $P$ | | | | | | | | |
|---|---|---|---|---|---|---|---|---|---|
| | 单侧：0.25 | 0.10 | 0.05 | 0.025 | 0.01 | 0.005 | 0.0025 | 0.001 | 0.0005 |
| | 双侧：0.50 | 0.20 | 0.10 | 0.05 | 0.02 | 0.01 | 0.005 | 0.002 | 0.001 |
| 23 | 0.141 | 0.265 | 0.337 | 0.396 | 0.462 | 0.505 | 0.543 | 0.588 | 0.618 |
| 24 | 0.138 | 0.260 | 0.330 | 0.388 | 0.453 | 0.496 | 0.534 | 0.578 | 0.607 |
| 25 | 0.136 | 0.255 | 0.323 | 0.381 | 0.445 | 0.487 | 0.524 | 0.568 | 0.597 |
| 26 | 0.133 | 0.250 | 0.317 | 0.374 | 0.437 | 0.479 | 0.515 | 0.559 | 0.588 |
| 27 | 0.131 | 0.245 | 0.311 | 0.367 | 0.430 | 0.471 | 0.507 | 0.550 | 0.579 |
| 28 | 0.128 | 0.241 | 0.306 | 0.361 | 0.423 | 0.463 | 0.499 | 0.541 | 0.570 |
| 29 | 0.126 | 0.237 | 0.301 | 0.355 | 0.416 | 0.456 | 0.491 | 0.533 | 0.562 |
| 30 | 0.124 | 0.233 | 0.296 | 0.349 | 0.409 | 0.449 | 0.484 | 0.526 | 0.554 |
| 31 | 0.122 | 0.299 | 0.291 | 0.344 | 0.403 | 0.442 | 0.477 | 0.518 | 0.546 |
| 32 | 0.120 | 0.225 | 0.287 | 0.339 | 0.397 | 0.436 | 0.470 | 0.511 | 0.539 |
| 33 | 0.118 | 0.222 | 0.283 | 0.334 | 0.392 | 0.430 | 0.464 | 0.504 | 0.532 |
| 34 | 0.116 | 0.219 | 0.279 | 0.329 | 0.386 | 0.424 | 0.458 | 0.498 | 0.525 |
| 35 | 0.115 | 0.216 | 0.275 | 0.325 | 0.381 | 0.418 | 0.452 | 0.492 | 0.519 |
| 36 | 0.113 | 0.213 | 0.271 | 0.320 | 0.376 | 0.413 | 0.446 | 0.486 | 0.513 |
| 37 | 0.111 | 0.210 | 0.267 | 0.316 | 0.371 | 0.408 | 0.441 | 0.480 | 0.507 |
| 38 | 0.110 | 0.207 | 0.264 | 0.312 | 0.367 | 0.403 | 0.435 | 0.474 | 0.501 |
| 39 | 0.108 | 0.204 | 0.261 | 0.308 | 0.362 | 0.398 | 0.430 | 0.469 | 0.495 |
| 40 | 0.107 | 0.202 | 0.257 | 0.304 | 0.358 | 0.393 | 0.425 | 0.463 | 0.490 |
| 41 | 0.106 | 0.199 | 0.254 | 0.301 | 0.354 | 0.389 | 0.420 | 0.458 | 0.484 |
| 42 | 0.104 | 0.197 | 0.251 | 0.297 | 0.350 | 0.384 | 0.416 | 0.453 | 0.479 |
| 43 | 0.103 | 0.195 | 0.248 | 0.294 | 0.346 | 0.380 | 0.411 | 0.449 | 0.474 |
| 44 | 0.102 | 0.192 | 0.246 | 0.291 | 0.342 | 0.376 | 0.407 | 0.444 | 0.469 |
| 45 | 0.101 | 0.190 | 0.243 | 0.288 | 0.338 | 0.372 | 0.403 | 0.439 | 0.465 |
| 46 | 0.100 | 0.188 | 0.240 | 0.285 | 0.335 | 0.368 | 0.399 | 0.435 | 0.460 |
| 47 | 0.099 | 0.186 | 0.238 | 0.282 | 0.331 | 0.365 | 0.395 | 0.431 | 0.456 |
| 48 | 0.098 | 0.184 | 0.235 | 0.279 | 0.328 | 0.361 | 0.391 | 0.427 | 0.451 |
| 49 | 0.097 | 0.182 | 0.233 | 0.276 | 0.325 | 0.358 | 0.387 | 0.423 | 0.447 |
| 50 | 0.096 | 0.181 | 0.231 | 0.273 | 0.322 | 0.354 | 0.384 | 0.419 | 0.443 |

# 附表 12　$r_s$界值表

| $n$ | 概率 $P$ | | | | | | | | |
|---|---|---|---|---|---|---|---|---|---|
| | 单侧：0.25 | 0.10 | 0.05 | 0.025 | 0.01 | 0.005 | 0.0025 | 0.001 | 0.0005 |
| | 双侧：0.50 | 0.20 | 0.10 | 0.05 | 0.02 | 0.01 | 0.005 | 0.002 | 0.001 |
| 4 | 0.600 | 1.000 | 1.000 | | | | | | |
| 5 | 0.500 | 0.800 | 0.900 | 1.000 | 1.000 | | | | |
| 6 | 0.371 | 0.657 | 0.829 | 0.886 | 0.943 | 1.000 | 1.000 | | |
| 7 | 0.321 | 0.571 | 0.714 | 0.786 | 0.893 | 0.929 | 0.964 | 1.000 | 1.000 |
| 8 | 0.310 | 0.524 | 0.643 | 0.738 | 0.833 | 0.881 | 0.905 | 0.952 | 0.976 |
| 9 | 0.267 | 0.483 | 0.600 | 0.700 | 0.783 | 0.833 | 0.867 | 0.917 | 0.933 |
| 10 | 0.248 | 0.455 | 0.564 | 0.648 | 0.745 | 0.794 | 0.830 | 0.879 | 0.903 |
| 11 | 0.236 | 0.427 | 0.536 | 0.618 | 0.709 | 0.755 | 0.800 | 0.845 | 0.873 |

续表

| n | 概率 P | | | | | | | | |
|---|---|---|---|---|---|---|---|---|---|
| | 单侧：0.25 | 0.10 | 0.05 | 0.025 | 0.01 | 0.005 | 0.0025 | 0.001 | 0.0005 |
| | 双侧：0.50 | 0.20 | 0.10 | 0.05 | 0.02 | 0.01 | 0.005 | 0.002 | 0.001 |
| 12 | 0.217 | 0.406 | 0.503 | 0.587 | 0.678 | 0.727 | 0.769 | 0.818 | 0.846 |
| 13 | 0.209 | 0.385 | 0.484 | 0.560 | 0.648 | 0.703 | 0.747 | 0.791 | 0.824 |
| 14 | 0.200 | 0.367 | 0.464 | 0.538 | 0.626 | 0.679 | 0.723 | 0.771 | 0.802 |
| 15 | 0.189 | 0.354 | 0.446 | 0.521 | 0.604 | 0.654 | 0.700 | 0.750 | 0.779 |
| 16 | 0.182 | 0.341 | 0.429 | 0.503 | 0.582 | 0.635 | 0.679 | 0.729 | 0.762 |
| 17 | 0.176 | 0.328 | 0.414 | 0.485 | 0.566 | 0.615 | 0.662 | 0.713 | 0.748 |
| 18 | 0.170 | 0.317 | 0.401 | 0.472 | 0.550 | 0.600 | 0.643 | 0.695 | 0.728 |
| 19 | 0.165 | 0.309 | 0.391 | 0.460 | 0.535 | 0.584 | 0.628 | 0.677 | 0.712 |
| 20 | 0.161 | 0.299 | 0.380 | 0.447 | 0.520 | 0.570 | 0.612 | 0.662 | 0.696 |
| 21 | 0.156 | 0.292 | 0.370 | 0.435 | 0.508 | 0.556 | 0.599 | 0.648 | 0.681 |
| 22 | 0.152 | 0.284 | 0.361 | 0.425 | 0.496 | 0.544 | 0.586 | 0.634 | 0.667 |
| 23 | 0.148 | 0.278 | 0.353 | 0.415 | 0.486 | 0.532 | 0.573 | 0.622 | 0.654 |
| 24 | 0.144 | 0.271 | 0.344 | 0.406 | 0.476 | 0.521 | 0.562 | 0.610 | 0.642 |
| 25 | 0.142 | 0.265 | 0.337 | 0.398 | 0.466 | 0.511 | 0.551 | 0.598 | 0.630 |
| 26 | 0.138 | 0.259 | 0.331 | 0.390 | 0.457 | 0.501 | 0.541 | 0.587 | 0.619 |
| 27 | 0.136 | 0.258 | 0.324 | 0.382 | 0.448 | 0.491 | 0.531 | 0.577 | 0.608 |
| 28 | 0.133 | 0.250 | 0.317 | 0.375 | 0.440 | 0.483 | 0.522 | 0.567 | 0.598 |
| 29 | 0.130 | 0.245 | 0.312 | 0.368 | 0.433 | 0.475 | 0.513 | 0.558 | 0.589 |
| 30 | 0.128 | 0.240 | 0.306 | 0.362 | 0.425 | 0.467 | 0.504 | 0.549 | 0.580 |
| 31 | 0.126 | 0.236 | 0.301 | 0.356 | 0.418 | 0.459 | 0.496 | 0.541 | 0.571 |
| 32 | 0.124 | 0.232 | 0.296 | 0.350 | 0.412 | 0.452 | 0.489 | 0.533 | 0.563 |
| 33 | 0.118 | 0.222 | 0.283 | 0.334 | 0.392 | 0.430 | 0.464 | 0.504 | 0.532 |
| 34 | 0.116 | 0.219 | 0.279 | 0.329 | 0.386 | 0.424 | 0.458 | 0.498 | 0.525 |
| 35 | 0.115 | 0.216 | 0.275 | 0.325 | 0.381 | 0.418 | 0.452 | 0.492 | 0.519 |
| 36 | 0.113 | 0.213 | 0.271 | 0.320 | 0.376 | 0.413 | 0.446 | 0.486 | 0.513 |
| 37 | 0.111 | 0.210 | 0.267 | 0.316 | 0.371 | 0.408 | 0.441 | 0.480 | 0.507 |
| 38 | 0.110 | 0.207 | 0.264 | 0.312 | 0.367 | 0.403 | 0.435 | 0.474 | 0.501 |
| 39 | 0.108 | 0.204 | 0.261 | 0.308 | 0.362 | 0.398 | 0.430 | 0.469 | 0.495 |
| 40 | 0.107 | 0.202 | 0.257 | 0.304 | 0.358 | 0.393 | 0.425 | 0.463 | 0.490 |
| 41 | 0.106 | 0.199 | 0.254 | 0.301 | 0.354 | 0.389 | 0.420 | 0.458 | 0.484 |
| 42 | 0.104 | 0.197 | 0.251 | 0.297 | 0.350 | 0.384 | 0.416 | 0.453 | 0.479 |
| 43 | 0.103 | 0.195 | 0.248 | 0.294 | 0.346 | 0.380 | 0.411 | 0.449 | 0.474 |
| 44 | 0.102 | 0.192 | 0.246 | 0.291 | 0.342 | 0.376 | 0.407 | 0.444 | 0.469 |
| 45 | 0.101 | 0.190 | 0.243 | 0.288 | 0.338 | 0.372 | 0.403 | 0.439 | 0.465 |
| 46 | 0.100 | 0.188 | 0.240 | 0.285 | 0.335 | 0.368 | 0.399 | 0.435 | 0.460 |
| 47 | 0.099 | 0.186 | 0.238 | 0282 | 0.331 | 0.365 | 0.395 | 0.431 | 0.456 |
| 48 | 0.098 | 0.184 | 0.235 | 0.279 | 0.328 | 0.361 | 0.391 | 0.427 | 0.451 |
| 49 | 0.097 | 0.182 | 0.233 | 0.276 | 0.325 | 0.358 | 0.387 | 0.423 | 0.447 |
| 50 | 0.096 | 0.181 | 0.231 | 0.273 | 0.322 | 0.354 | 0.384 | 0.419 | 0.443 |

# 《医学统计学》教学基本要求

## 一 课程性质和课程任务

本大纲适用于护理、助产专业。

“医学统计学”作为医学生建立统计分析思维的入门课程，有利于学生在专业学习和临床实践中更好地阅读文献和进行科学研究，是医学类各专业必修课程之一。

通过教学，使学生能够重点把握医学统计学的基本知识、基本理论和基本技能，熟悉统计推断的方法与工作程序，学会运用统计学的思维方法，探索生命科学领域的内部规律，研究提高人群健康状况及卫生事业管理水平等，促进医学和卫生管理的科技进步，为今后开展科研实践打下必要的基础。

## 二 课程教学目标

### （一）职业素养目标

1. 具有良好的职业道德和伦理观念，自觉尊重服务对象的人格，保护其隐私。

2. 具有健康的心理和认真负责的职业态度，能予服务对象以人文关怀。

3. 养成科学严谨的工作态度，树立团队合作的职业意识，用统计学的思维思考医学问题、归纳专业问题。

4. 具有终身学习的理念，在学习和实践中不断地思考问题、研究问题、解决问题。

### （二）专业知识和技能

1. 掌握：常见统计学基本概念、统计资料的类型；数值资料与分类资料的统计描述指标与方法；抽样误差。

2. 熟悉：统计表与统计图的基本要求与使用；参数估计与假设检验要点；$t$ 检验、$u$ 检验与卡方检验方法；直线相关与回归分析方法；疾病与死亡统计指标与意义。

3. 了解：方差分析、秩和检验、常用统计软件的使用。

## 三 教学内容和要求

| 教学内容 | 教学要求 | | | 教学活动参考 |
|---|---|---|---|---|
| | 了解 | 熟悉 | 掌握 | |
| 一、绪论 | | | | 理论讲授<br>多媒体 |
| （一）统计学的基本概念 | | | √ | |

续表

| 教学内容 | 教学要求 | | | 教学活动参考 |
| --- | --- | --- | --- | --- |
| | 了解 | 熟悉 | 掌握 | |
| 1. 个体与变量 | | | √ | 理论讲授<br>多媒体 |
| 2. 总体与样本 | | | √ | |
| 3. 同质与变异 | | | √ | |
| 4. 参数与统计量 | | | √ | |
| 5. 误差 | | | √ | |
| 6. 概率 | | | √ | |
| （二）统计资料的分类 | | | √ | |
| （三）统计工作的基本步骤 | | √ | | |
| （四）如何学好医学统计学 | √ | | | |
| 二、统计表与统计图 | | | | 实践训练<br>多媒体 |
| （一）统计表 | | √ | | |
| （二）统计图 | | √ | | |
| 三、统计描述 | | | | 理论讲授<br>实践训练<br>多媒体 |
| （一）频数表和频数图 | | | √ | |
| （二）数值资料的统计描述 | | | √ | |
| 1. 集中趋势的描述 | | | √ | |
| 2. 离散趋势的描述 | | | √ | |
| 3. 正态分布 | | | √ | |
| （三）分类变量的统计描述 | | | √ | |
| 1. 相对数 | | | √ | |
| 2. 率的标准化 | | √ | | |
| 3. 动态数列 | √ | | | |
| 4. 医学常用相对数指标 | | √ | | |
| 四、抽样误差与参数估计 | | | | 理论讲授<br>多媒体 |
| （一）均数与率的抽样误差 | | | √ | |
| （二）$t$ 值与 $t$ 分布 | √ | | | |
| （三）总体均数与总体率的估计 | | √ | | |
| 五、均数的假设检验 | | | | 理论讲授<br>实践训练<br>多媒体 |
| （一）假设检验概述 | | √ | | |
| （二）$t$ 检验与 $u$ 检验 | | √ | | |
| 六、方差分析和秩和检验 | | | | 理论讲授<br>自学<br>多媒体 |
| （一）方差分析 | √ | | | |
| 1. 方差分析的基本思想 | √ | | | |

续表

| 教学内容 | 教学要求 | | | 教学活动参考 |
|---|---|---|---|---|
| | 了解 | 熟悉 | 掌握 | |
| 2. 完全随机设计的多个样本均数的比较 | √ | | | 理论讲授<br>自学<br>多媒体 |
| 3. 配伍组设计的多个样本均数的比较 | √ | | | |
| 4. 多个样本均数间的两两比较 | √ | | | |
| （二）秩和检验 | √ | | | |
| 1. 配对设计资料的符号秩和检验 | √ | | | |
| 2. 两独立样本比较的秩和检验 | √ | | | |
| 3. 多个独立样本比较的秩和检验 | √ | | | |
| 七、分类资料的假设检验 | | | | 理论讲授<br>多媒体 |
| （一）率的 $u$ 检验 | | √ | | |
| （二）$\chi^2$ 检验 | | √ | | |
| 1. $\chi^2$ 检验的基本思想概述 | | √ | | |
| 2. 四格表资料 $\chi^2$ 检验 | | | √ | |
| 3. 配对资料的 $\chi^2$ 检验 | | √ | | |
| 4. 行×列表资料 $\chi^2$ 检验 | | √ | | |
| 八、相关与回归分析 | | | | 理论讲授<br>实践训练<br>多媒体 |
| （一）相关分析 | | √ | | |
| （二）直线回归分析 | | √ | | |
| （三）等级相关 | √ | | | |
| 九、常用统计工具介绍 | | | | 理论讲授<br>实践训练<br>多媒体 |
| （一）Excel 的统计功能 | | √ | | |
| （二）SPSS 统计软件介绍 | √ | | | |

## 四 学时分配建议（42 学时）

| 教学内容 | 学时数 | | |
|---|---|---|---|
| | 理论 | 实践 | 小计 |
| 一、绪论 | 2 | | 2 |
| 二、统计表与统计图 | 2 | 2 | 4 |
| 三、统计描述 | 12 | 2 | 14 |
| 四、抽样误差与参数估计 | 2 | | 2 |
| 五、均数的假设检验 | 4 | 2 | 6 |
| 六、方差分析和秩和检验 | 4 | | 4 |
| 七、分类资料的假设检验 | 4 | 2 | 6 |
| 八、相关与回归分析 | 2 | | 2 |
| 九、常用统计工具介绍 | 2 | | 2 |
| 机动 | | | 2 |
| 合计 | 34 | 8 | 42 |

## 五 教学基本要求说明

### （一）适用对象与参考学时

高职高专医学类相关专业，参考学时 42 学时，机动学时 2 学时。

### （二）教学建议

1. 理论授课　按教学大纲安排讲授，内容需要“掌握”则要讲深、讲透，需要“熟悉”则要重点、详细地讲。在各章节中必须掌握的内容，要求学生深刻理解、记忆，并能融会贯通，熟悉的内容要理解和记住概念与特点，必须掌握和熟悉的内容是课程的基本内容。

2. 实训教学　要求掌握计算方法和解释结果。

3. 测评　在考试方法上实行多项改革，建立了完备的试题库，实行了教考分离；理论考试注重主观题和客观题的适当比例，将重点难点放在分析案例的问题上，注重考察学生分析问题和解决实际问题的能力。

# 目标检测参考答案

**第 1 章**

单项选择题

1～5：BCDCC　6～8：CDA

**第 2 章**

一、单项选择题

1～5：BDCAC

二、多项选择题

6. ACDE　7. CE　8. BCDE

三、简答题（略）

四、综合分析题（略）

**第 3 章**

单项选择题

1～5：BCEDB　6～10：ABAAE　11～15：CEDAB　16～18：ABC

**第 4 章**

单项选择题

1～5：BBCCD　6～11：ABCADE

**第 5 章**

一、单项选择题

1～5：BBADD　6～10：DDBDC

二、简答题（略）

三、综合分析题

1. 本题是单样本的资料与已知总体的均数比较，采用 $t$ 检验。$t$=3.335

2. 本研究的资料是计量资料，设计类型是完全随机设计，采用完全随机设计的 $t$ 检验。

$n_1$=9，$n_2$=9，$\nu$=9+9−2=16

$\bar{x}_1 = 15.56, \bar{x}_2 = 18.89, s_1^2 = 94.71, s_2^2 = 181.86$

$s_c^2=138.29$ $t=1.28$

3. 本研究的资料是计量资料，设计类型是自身配对设计，采用配对设计的 $t$ 检验。$t=4.32$。

**第 6 章**

一、是非题

1. – 2. + 3. – 4. – 5. – 6. – 7. + 8. – 9. – 10. +

二、单项选择题

1～5：AADDD 6～10：BAEDA

三、综合分析题（略）

**第 7 章**

单项选择题

1～5：CCAAD 6～8：BDE

**第 8 章**

一、单项选择题

1～5：AABCB 6～9：CACC

二、多项选择题

10. BCDE 11. BC 12. CD

三、简答题（略）

四、综合分析题（略）